接地氣

連結大地無窮的治療能量，
恢復人體電平衡，擺脫慢性發炎，
找回不生病的生活

克林特・歐伯 Clinton Ober
史帝夫・辛納屈 Stephen T. Sinatra
馬丁・祖克 Martin Zucker／著
王亦穹／譯

U0019012

EARTHING:

THE MOST IMPORTANT HEALTH DISCOVERY EVER!

緬懷凱．威爾森（Kay Wilson），感謝她在接地的草創期幫我許多忙，還要感謝許多善心人士，他們看出接地的潛力，一路以來不吝給我鼓勵與支持，讓接地知識能夠開枝散葉，傳播開來。

——克林特．歐伯

給我親愛的兒子史戴普（Step），他曾經深受電磁汙染之苦，靠著接地之助復元了過來。在你艱辛的療癒之路上，我看見了人類精神的強韌，你也教會了我信念及愛是何其強大的療癒力量。我的人生因為有你，充滿了喜樂。

——史帝夫．辛納屈

謹將本書獻給所愛蘿莎蒂（Rosita），以及所有期望能一探我們這個星球神奇力量的人。

——馬丁．祖克

接地前後的身體變化

接地效果的熱成像照片

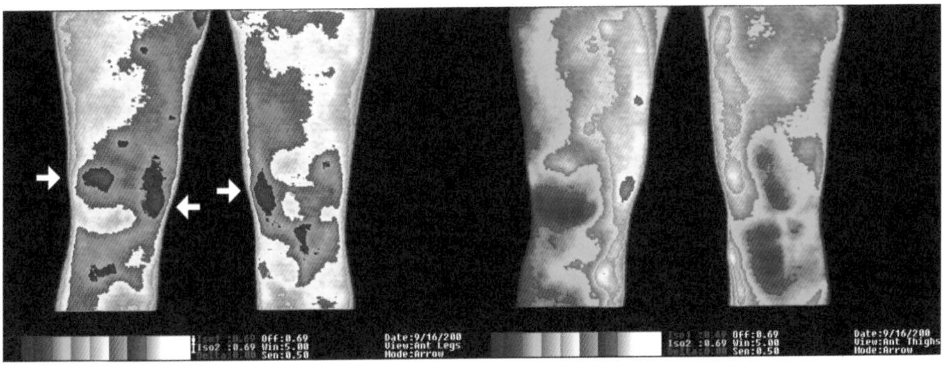

圖 1 紅外線熱成像下的發炎部位。熱成影鏡頭會記錄皮膚表面細微的溫度變化，轉化成彩色編碼影像。因爲組織受損時溫度會上升，所以一個部位溫度若是異常高，就代表該處正在發炎。上面兩張紅外線影像拍攝時間只差 30 分鐘，左邊是接地前的熱成像，右邊是接地後的熱成像。從中可以看出發炎已迅速得到緩和，這也解釋了接地爲什麼會對慢性疼痛、僵硬等諸多症狀有效。

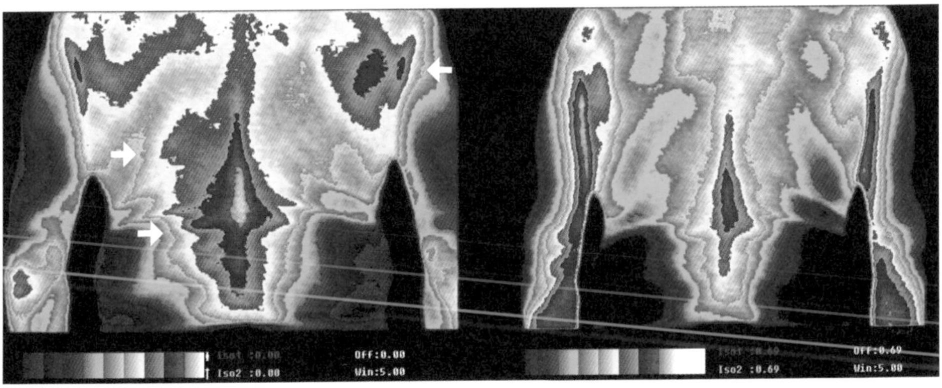

圖 2 本圖病患是位 85 歲的老先生，他的左下背與右肩嚴重疼痛，不但干擾睡眠，也讓他走路時僵硬又痠痛。他已接受治療許久，但成效不彰。接地睡眠後兩天，他表示疼痛減輕 50%，而清晨僵硬痠痛的現象也改善了 75%。左圖箭頭所指處是發炎與疼痛最嚴重的部位；右圖則在接地睡眠第二晚後拍攝，熱成像顯示體表溫度已經恢復正常平衡狀態了。大約四週後，病患表示背部與肩膀的疼痛已經完全復元，只剩偶爾的僵硬感。「我找回了生活。」患者表示。

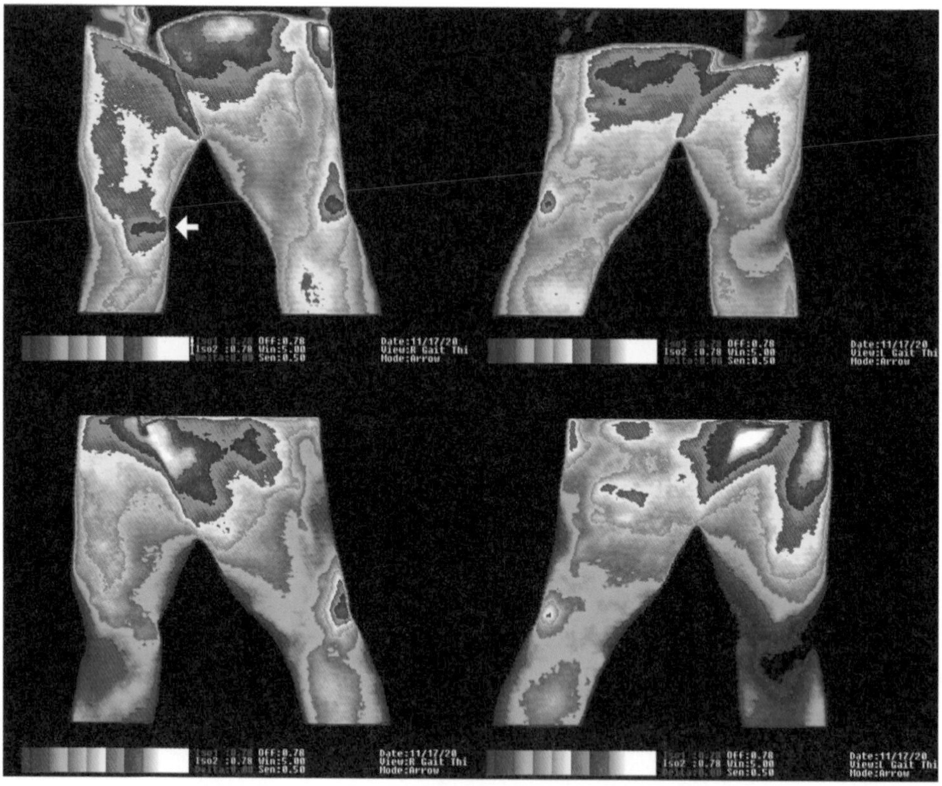

圖3 這是一名33歲女性患者的紅外線影像。她15歲時因運動受傷，右膝長年疼痛、腫脹、不穩，無法長時間站立，連開車一類的簡單動作也會使症狀加劇。睡覺時，她兩膝中間必須墊枕頭來減緩疼痛。她也長年接受治療，進行復健，但效果非常有限。

上圖是在患者走路時拍攝，以便拍下膝蓋內側。箭頭所指處是她最痛的部位，圖中顯示該處嚴重發炎。下圖則於病患以電極貼片接地30分鐘後拍下，患者表示疼痛稍稍減輕了，請注意膝蓋發炎處大幅緩和了。接地六天，患者表示疼痛約減少50%，並表示她現在可以站立較久，晚上睡覺時雙腿之間也不必夾枕頭了。接受治療後四週，患者恢復到可以踢足球，15年來不穩的感覺首度消失，而且幾乎不痛了。接受治療12週後，她表示疼痛消失了九成，傷處也不再腫脹。受傷多年來，她首度可以滑水。接地治療後六個月，她完成了一場半程馬拉松賽。

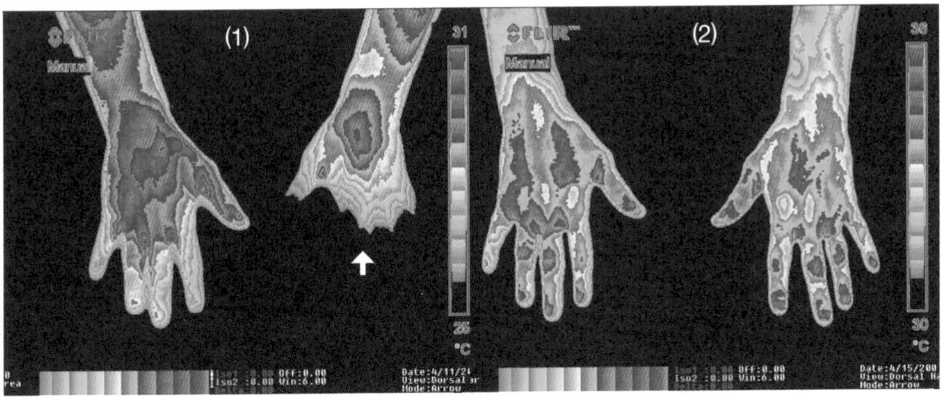

圖 4 這組紅外線影像來自一名 49 歲的女性，她有長期頸部與上背疼痛的困擾，程度已經嚴重到干擾她的睡眠與日常生活。患者也抱怨腿部疼痛，而且晚上睡覺因不寧腿症候群發作，隔天起床時全身僵硬又痠痛。

患者之前曾經就醫，並接受替代療法，但都沒有成效。接地睡眠四個晚上後，患者回報下列情況：疼痛減緩約七成，睡不熟的狀況約改善 30%，白天因睡不好對生活造成的干擾減少 40%，晚上睡覺時疼痛與不寧腿症狀減少 75%，白天僵硬與痠痛的感覺也減少 80%。經過六週的後續治療，病患表示症狀持續改善。圖 (1) 爲患者接地前所拍。注意患者手指冰冷，循環不佳，所以箭頭所指處，手指的溫度低到與室溫相同，無法被儀器偵測到（此現象被稱爲熱截斷）。圖 (2) 顯示接地後，患者的雙手「回溫」了。

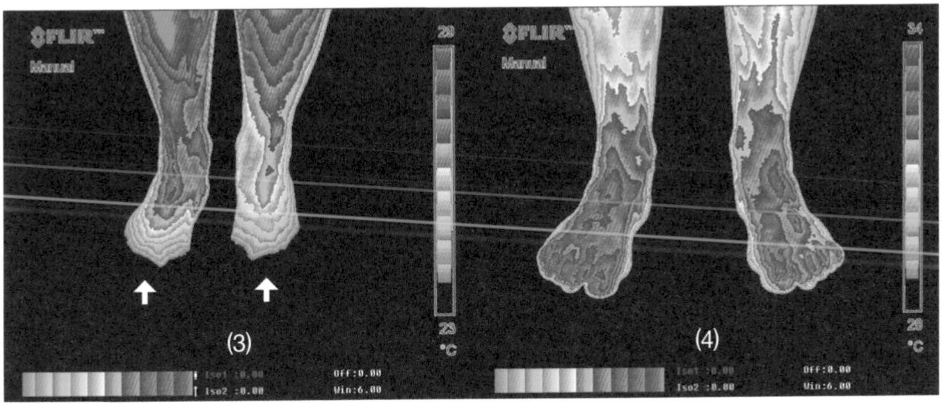

圖 (3) 是患者接地前的下肢熱成像，箭頭指向循環不佳的部位。腳趾部位因爲溫度太低，與室溫相當，所以儀器上無法顯示。圖 (4) 是在患者接地睡眠四晚後所拍攝，顯示循環大幅改善，雙腳也暖和了。

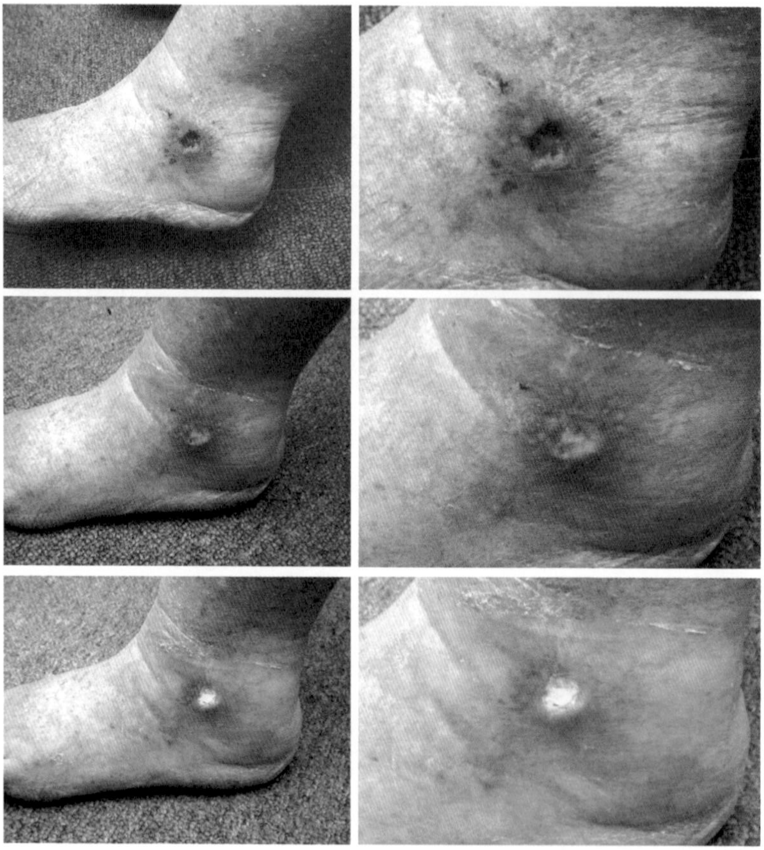

圖 5 照片爲一名 84 歲罹患糖尿病的老婦人左腳。圖中的傷口已經有八個月，但一直未能癒合。右欄的三張圖是左欄傷口的局部放大。上排圖顯示創口未能收口，而且皮膚略微發灰；中排圖爲接地一週後所拍攝，顯示傷口復元程度大有改善，從皮膚的顏色看來，病患的循環也變好了。下排圖拍攝於患者接地兩週後，顯示傷口已經癒合，皮膚顏色看起來健康多了。

患者的療程爲每天放鬆坐下，用電極貼片接地 30 分鐘。傷口是因爲穿了不合腳的鞋子所造成，患者在穿上鞋子後數小時，腳上起了水泡，後來傷口變成了遲遲無法癒合的創口。患者在特殊創口治療中心進行過多種療程，但是都未能收效。從她的下肢血管成像看來，循環狀況不是很好。第一次見到她時，她走路微跛，每邁出一步都會疼痛。初次接地 30 分鐘後，她表示疼痛有明顯減輕。每天接地持續一個禮拜後，患者表示疼痛程度大約降低了 80%，那時她走路看起來已經不跛了。接地兩個禮拜後，患者表示自己再也不痛了。

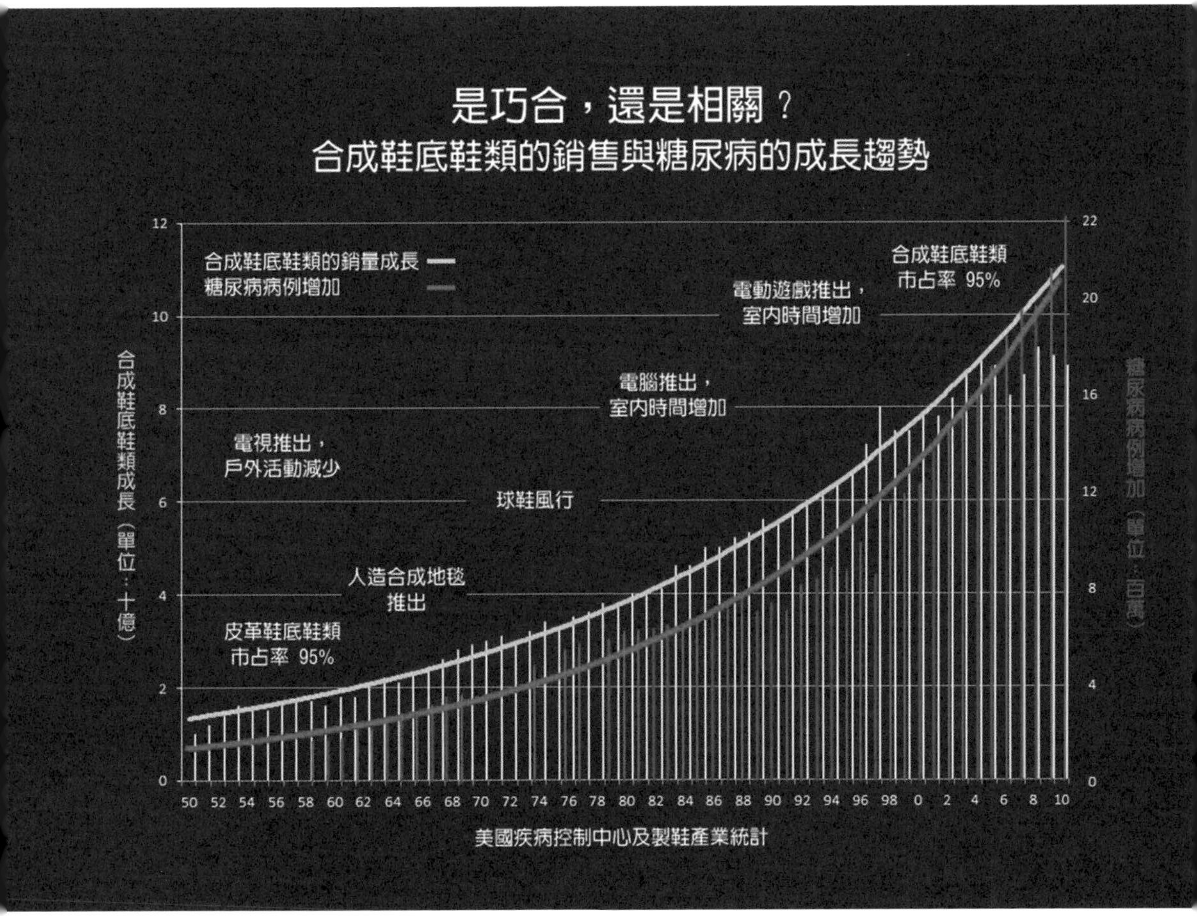

圖 6 上圖所示是 1950 年代以來，第二型糖尿病病例成長與合成鞋底鞋類在美國的銷售數字趨勢。在 1950 年代，九成五的鞋底以皮革製成，當中有許多具有導電性。而當今九成五的鞋底使用的都是合成材料，不具導電性。其他疾病的病例增加趨勢，也與本圖相仿。

目錄 CONTENTS

PART 5 接地的好處說不盡

【推薦序1】

接地氣，簡單又有效的日常保健法

趙哲暘（O_2氧樂多牙醫診所院長）

老祖宗說：沒鞋的不怕穿鞋的，其實就是古老的接地概念。窮人沒有錢買鞋，身體容易健康，富人用鞋子保護腳底，反而失去了自然接地排除靜電的能力，身體當然不若光腳的窮人健康。現代人不僅穿鞋與大地隔絕，甚至變成每天窩在家裡或是辦公室的宅男宅女，與大地更加絕緣，特別是住在高樓大廈，甚至豪宅的人們，好比住在與大地相隔絕的牢籠裡，加上有大量電磁波的3C設備及省電燈泡強化共振身體的正電荷，想要獲得身體的健康，等於是緣木求魚。因此，只好用高昂的代價購買營養品與可能有臭氧傷害的負離子產品，甚至高價購買增加身體正電位的電位儀或是雷射洗血，就只是想要減少各種疾病的傷害。不用說，大部分的健康產品往往都只有一時的療效，不容易幫病人找回眞正的健康。

其實人好比一部精密的電腦，隨時隨地運作著，身體有足夠的氧氣與養分時，便可以輕易執行維持生命的各種生理功能；身體缺氧或缺少特殊營養素的時候，依舊可以靠著無氧呼吸等方式提供較低的能量。只是正常運作下的身體尚且會因爲自由基的傷害而老化，若身體有慢性疾病或容易鼻塞打鼾的病人，氧氣與營養素的供需異常，過多的酸產生，身體裡面等於有一座大量含正電的高壓電塔在產生傷害。而現代人的工作壓力與生活方式，不自覺讓身體喪失了自然排放正電的能力，自然增加了產生各種疾病的機會。進了醫院靠提高正電位的針劑或藥物就想要回復健康，身體是好了，但是疾病勢必不斷復發。其關鍵可能就是沒有適當排除身體過多的正電荷，讓身體受到更多的傷害。

我個人在研究與改善病人電位異常的經驗中，除了透過呼吸訓練之外，與大自然接觸，讓身體自然的排放靜電，常常是最有效直接的方法，臨床上也確實有助於像是牙周疾病等慢性疾病的改善。所以我常常跟病人說，要改善身體的疾病，陽光、空氣、水與細嚼慢嚥是最簡單的方法。陽光與氧氣可以讓身體獲得更多的負電荷，而巨大負電荷的海洋與大地則是提供身體排放靜電的源頭。本書就是用各種科學的研究與大量的使用者經驗，告訴讀者接地後排放身體靜電的好處，小則改善睡眠品質，大則改善難以治療的重大疾病。方法簡單，花費少且確實可行，很推薦給眞正在意自己的健康、眞正想獲得健康的朋友一讀。

【推薦序2】

一年四季享受接地的好處

陳俊旭（美國自然醫學博士）

很榮幸能推薦這本好書，我以前就知道接地氣的好處，但看到書中有這麼多客觀的實驗與真人案例，更加深我對這偉大發現的信心與認識。

炎熱的夏天打赤腳，的確很舒服，不過，在寒冷的冬天，赤腳接地對於寒性體質者的末梢循環，可能會有不良影響。我的建議是，室內裝潢時在地磚下面鋪設地熱系統，或是簡單地使用接地墊、接地鞋、接地床單等接地設備，就能一年四季都享受接地的好處，不受氣溫的影響。

【前言】

你腳下的大地，蘊藏著無窮的療癒能量

詹姆斯・奧許曼（James L. Oschman）
《能量醫學》（*Energy Medicine: The Scientific Basis and Energy Medicine in Therapeutics and Human Performance*）作者

本書揭露了一場驚奇的發現之旅，而身爲讀者的你若是一頁頁讀下去，也將親身體驗其中的神奇。

身爲科學家，能夠有機會踏進新天地是極其珍貴又令人謙卑的體驗。而這個故事正是要我們踏上大地，並參與各種迅速帶來健康，爲更多人的生活創造快樂的研究。對我而言，這是令人興奮的挑戰。我被迫提出從未有人問過的問題，而找到的答案有時令人著迷，有時則讓人瞠目結舌，它們全都對目前醫學與生理學最重要的未解之謎指出了新的方向。

在本書揭示的諸多驚人發現之一，就是對當代醫療的重大障礙——發炎，提出最明顯、最根本，卻又遭到忽視的答案。這個答案，必然會成爲未來許多學術探索及博士研究計畫的基礎；而發炎也因此將會被視爲全球慢性疾病案例爆增的重要因子之一。無論是就醫療費用或患者的病痛來說，這些慢性疾病都是當前最重大的健康問題。

你現在要讀的這本書，正是解決當代最嚴重健康議題的一個契機。

身為細胞生物學家及生理物理學家，且在專業期刊發表過數十篇論文的我，對這個斷言毫不猶豫。本書從完全令人預料不到的方向，提出了有力的解釋，說明發炎為何會在我們的社會如此氾濫，更重要的是我們可以拿出什麼對策來解決。

讀過本書後，你會迅速學到一些關於我們和生存其上的這個星球，過去從不知道，卻足以影響我們人生的一些重大事實。你將會知道，電子在我們與地球的關係上扮演了什麼關鍵角色。電子與生理健康的關係，一直是我最感興趣的主題。在我研究電子與生命關聯的歷程中，最重要的一段經歷是一九八〇年代，當時我和這個領域的頂尖研究團隊一起在麻州伍茲霍爾（Woods Hole）海洋生物研究所攜手合作，其成員包括諾貝

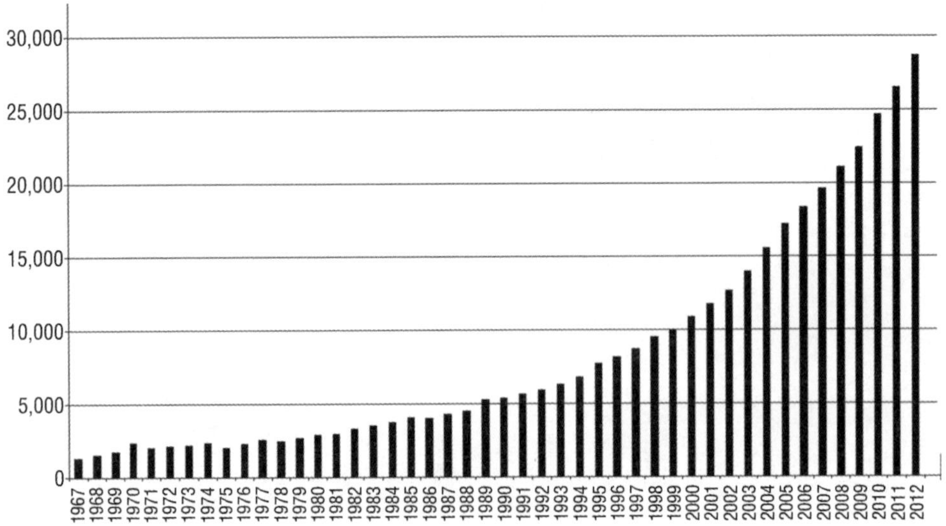

1967 至 2012 年，已發表的發炎相關研究，逐年增加。
資料出處：美國國家醫學圖書館生技資訊中心，2013 年 1 月。

爾獎得主阿爾伯特・聖捷爾吉（Albert Szent-Györgyi），以及來自全球各地的科學家。

聖捷爾吉博士被尊爲二十世紀的頂尖科學家之一，他的研究與著作也一直是我靈感與洞見的來源。我發表過一系列文章及兩本著作，探討電子如何在人體內四處移動，還有各種治療方式會如何影響電子的動態。本書所總結的研究，則讓我們對電子生物學又多了一層認識。

本書首先回溯有線電視的先驅克林特・歐伯發現接地保健效益的經過。他所稱的接地，是指赤腳接觸戶外的大地，或是在室內直接接觸與地面相連的導電床單或墊子。許多人表示，接地大幅改善了他們的身心健康。

本書中的故事，都是實實在在的親身體驗，而且是我們多數人輕易錯過的深度體驗。事實上，這個失落的連結極爲重要，甚至可能消滅或大幅緩解今天這個時代許多的健康難題，比如失眠、慢性疼痛、疲勞、壓力、焦慮，以及老化問題。就算是頂尖運動員這個最注意保健的族群，也能因接地而大幅加快受傷的復元過程。

當我看到有這麼多人因爲單純與大地相連，而獲致各種健康好處後，我很快就一頭栽進了相關研究。當我的按摩治療師開始爲客戶接地後，取得的成效好到讓附近的醫生開始把最棘手的病例都往她那兒送。我面臨的挑戰是弄清楚接地爲何有那麼大的效果，而且要以科學的語言盡可能正確地描述這個現象。

各地研究者也紛紛加入了這個迷人的計畫，我們的探索發現了也許是史上最簡單也最自然的療法，可以對抗各種肆虐這個社會，造成痛苦甚至致命的症狀。當你繼續往下讀時將會看到，我們對這種療法的假設是你前所未聞，從各種意義上而言，我們都認爲這是一種新的醫療典範。

簡單說來，接地可以讓人體重回最自然的帶電狀態，維持在這個狀態下能達到最佳的運作及機能。從遠古散發至今的大地能量是最終極的消炎藥，也是最頂尖的抗老靈丹。

十多年來，克林特．歐伯一直勤勉不懈地想喚醒這個仍抱持懷疑態度的世界，讓眾人認清一個已被遺忘的簡單事實：我們腳下的大地含有強大的治療能量，而重新與這股能量連結可以立即帶來好處，而且方法極爲簡單又直覺。

就跟其他新發現一樣，克林特必須忍受來自「專家」的質疑與嘲弄，有些人還把他當成瘋子。但是他仍舊堅持信念，至今已經爲他突發的靈感收集了大量科學證據。更重要的是，數以萬計的人已經將接地應用在生活中，他們的感受、外表及睡眠都獲得改善，身上的病痛也減輕了。

爲了證實接地的理論，釐清它對人體的影響，我們走上了這條全新的研究道路。克林特成了不可動搖的前導者，引領我們這些掛著博士頭銜的人一起前進。克林特常把他缺乏科學教育的事掛在嘴邊，但他辦到的事卻證明了只要有決心與靈感，任何人都可以自力學會自己想知道的事，從而做出一番事業。克林特的眞知灼見往往超越了科學家憑著邏輯所能做的推斷，而且不斷令人吃驚。我認爲能夠和這樣一位眞正的發現者與拓荒者共事，看著他一本初衷地無私推廣接地的保健好處，實在是我的榮幸。

心臟科醫師史帝夫．辛納屈的專長是整合醫學，對電醫學也有興趣。他在二〇〇一年遇見克林特，馬上就看出接地不光在心臟科，在一般醫學也極具潛力。史帝夫鼓勵克林特繼續研究，尤其應該著重在發炎這一主題，因爲發炎被認爲是心臟病的可能主因。

二〇一〇年克林特、史帝夫及素食健康作家馬丁．祖克一起合作，將這奇妙的接地之旅寫成了一本書。自從出版以來，已經被譯成十幾種語言。各位手中的第二版，涵蓋了對接地潛力的所有新增研究及證據。

這是一個保健醫學的新局面，也意味著這是前所未見（至少不曾有人正式提出）的理論。如果用地基來形容一本書的話，那麼本書是最適合不過的了。這本書討論的，正是我們腳下的大地跟棲息其上的我們，如何維持良好電循環的方法。

每天赤腳在大地上行走坐臥半小時，就能有效緩解經前症候群、關節炎、背痛、消化不良、時差及慢性疲勞等常見毛病，你要做的，只是走到外面去（當然是在天氣允許下），讓你的赤腳接觸大地。

只要半小時，你就會覺得狀況改善了。身體一輕鬆，腦袋裡的燈泡也會跟著發亮。一直以來，我們雖然生活在地球上，但生活方式卻在不知不覺中與腳下無窮的治療能量隔絕了。這股能量一直都在那裡，從未遠離，隨時等著你來擷取。

PART 1

我們為什麼越來越不健康？

找回健康的失落環節

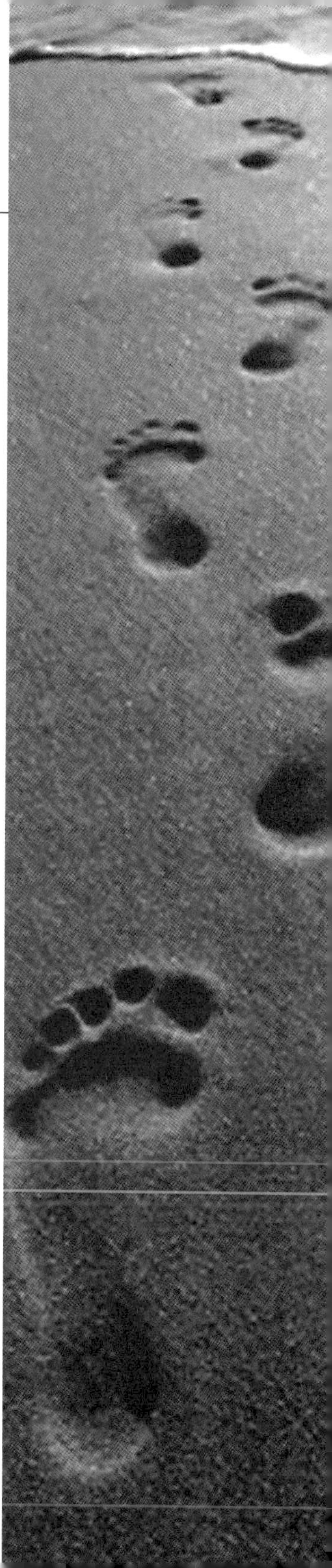

1 大地神奇的療癒力

所有自然之物，都有絕妙之處。

——亞里斯多德

我們腳下的土地提供我們食物與飲水，使我們得以維持生命。大地也提供我們或坐或站、行走、奔跑、游泳、攀爬、玩耍以及建造的平面，也提供我們令人驚喜萬分的神祕禮物，那應該是你從來都沒想到過的恩澤。

療癒力，神奇的療癒能力。

讀過你即將展開的這本書後，你會了解這股永恆的療癒力。人類之所以會發現這股力量有多驚人，全拜少數幾個人的好奇與不屈不撓所賜。如果可以的話，請你在讀這本書時，光著腳，坐在能直接觸及大地的地方，地面可以是草地、石礫、泥土、沙子，也可以是水泥。這樣做，你就可以在閱讀同時，親身體驗書中的發現與經驗分享。當身體注滿大地的自然療癒力時，你會感到體內發生了正向的變化。

讀這本書，你將會看到全球各地的人因爲連上了這股難以置信的力量泉源，獲得了驚人的效果。例如：

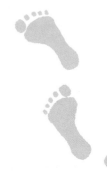

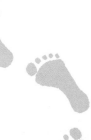

- 曾經任職財星五百大公司，身患免疫系統疾病紅斑性狼瘡多年的律師，病情得到戲劇性的改善。
- 在澳洲執業的醫生，讓產生神經病變的糖尿病患者恢復腳部知覺。
- 阿拉斯加一名下半身癱瘓的病患，他在二十五年前意外受傷後一直無法移動雙腳。但現在他的腳不但能夠動彈，還能走個幾步。
- 還有其他常見疾病的患者，因爲和大地之母重新連接而改善病況。

我們把這種連接稱爲「接地」（Earthing 或 Grounding）。

什麼是接地？有何效果？

接地是一種從上古流傳下來的療法，但同時也是現代的新發現。簡單來說，接地就是在生活中，讓我們的身體跟大地表面的自然能量相互銜接，當你這麼做時，就是處於接地狀態，由此可以自然地排除體內電荷，防止身體慢性發炎。接地的保健效益極高，因爲幾乎所有慢性病，包括老化相關疾病與老化過程本身，都與慢性發炎息息相關。

但是你也許會想，我們不是已經都住在地球表面上了嗎？沒錯，我們的確生活在地球上，但是大部分的人已經跟大地沒有接觸了。在歷史上絕大多數時間，我們人類都和大地保持著直接的接觸，我們的皮膚一直與大地相觸。我們赤腳走路、席地而眠，無論何時何地，體內都自然充盈著大地的療癒能量。

但今天，大多數的人都是在跟大地絕緣的狀態下生活與工作，我們腳踏人造材質的絕緣鞋底，走在鋪著地毯的屋內，睡在高出地面的床上，我們的生活再也不跟地面相接了。尤有甚者，我們在遠離地面的高樓裡生活、工作，幾乎不曾赤腳外出。

我們與大地斷絕了聯繫，與大地隔絕開來。

於是，我們的身體長期處於不自然的發炎狀態，不管是大人或小孩，免疫系統失調與發炎相關疾病日益增加，這都與發炎的不自然發展有關，但一直以來都沒有受到重視。我們已經失去了自己的電荷根源——大地的帶電表面，而這是從遠古以來就在保護我們的一種消炎機制。

接地，是補救我們與大地失去連結的最簡單方法。你只需在戶外打赤腳，或是在爲住家與辦公室設計時採用室內導電系統，在其間睡覺、工作和放鬆，不管在室外或室內，這樣就能讓你重新連結到地球的表面自然電荷，恢復你自然的生理電荷。

在本書中，你可以看到當身體與大地重新連結後，可以不斷產生幾個普遍的益處，包括：

- 迅速減輕發炎症狀。
- 迅速緩解或消除慢性疼痛。
- 改善血液循環，提供細胞與身體組織重要的氧氣與營養。
- 減輕壓力。
- 提高活力。
- 改善睡眠品質。

● 加速傷後與術後痊癒。

接地是改善健康一種最自然、也最安全的方法，做法雖然簡單，卻有驚人的深遠影響。這不是一種治療方式，而是回歸被我們棄置已久的大自然核心，並從中獲得重大的報償。接地是健康公式上一個失落的環節。本書將會告訴你爲什麼，以及如何改進這個狀況。

有史以來最重要的保健發現！

本書初版時，我們在書名的副標「有史以來最重要的保健發現」後面打上了問號。但是到了各位手上的第二版發行時，我們將問號改成了驚嘆號，因為我們已經深信，重新跟自然產生連結是保健史上的一個重大里程碑，對這個深受慢性病所苦的社會具有深遠意義。我們對此毫無疑問，亦無保留。

2 帶電的你，帶電的地球

當你赤腳走進沙灘，或是踩踏在清晨露珠一閃一閃的草地上，你是否曾經注意過，腳下傳來隱約的刺激，或是微弱的暖流？

結束這樣的散步後，你是否覺得恢復活力了呢？這時候，你所體驗到的，就是大地幫你的身體充電了。

事實上，我們生活在一個充滿自然能量的行星上，這顆行星表面處處是微微搏動的能量，但大多數人都不知道這個事實。誰會把腳下的沙子、草地、人行道、泥土看成是能量場呢？然而，大地正是一個能量場，而且從古至今皆然。

換個方式比喻，我們的行星就像是個六乘以十的二十一次方立方噸（也就是六後面加上二十一個零）的大電池，而且無時無刻都有太陽輻射、閃電及地心深處的超高熱融化地核為其充電。就像車子的電池可以維持馬達運作，催動車輪運轉一樣，地表到處流布具有節律性搏動的自然能量，也可以保持地球生物體內的節律與平衡，不管是生活在海洋或陸地的生物——人類、動物、魚類、植物、小蟲子、細菌或病毒——都不例外。

人類一直都在大地上行走坐臥，但縱觀人類的歷史，卻渾然不知這種簡單的接觸可以將自然的電流訊號傳送至體內。直至最近，才有來自地球物理、生物物理、電機工程、電生理學、醫學等領域的專家們開始探索這種連結，解釋其中的重要意義。從這些專家的研究中，我們得知地球的電能量可以維持人體的運作頻率，就像指揮家指揮樂隊演奏一樣。我們全都在一個帶電的星球上，過著帶電的生活。每個人體都由動態的電流迴路所組成，數十兆個細胞在我們體內依循自身預設的生化反應，不斷發射及接收能量，我們可以把它們想成是微型的電子機器。養分和水在細胞之間流動，這是由電場來控制的，每種細胞都有自己的運作頻率。你的心臟、大腦、神經系統、肌肉、免疫系統，全都是在人類帶電的體內分別運行的次級電流系統。事實上，人類所有的運動、表現、行爲，全都是由電流所驅動的。

地球，我們的電流母體

即使到了當今這個科學年代，大多數人對自身的生物電性質仍然毫無概念，幾乎所有人都對身體與大地能量的連結一無所知。我們在學校裡沒學過這些東西，所以沒有人知道，大多數時候，我們已經過著和大地沒有連結的生活。尤其是在已開發國家中，人們基本上已經失去了最根本的電流之源。我們腳上有密密麻麻的末梢神經網絡，卻幾乎不曾與地面直接碰觸。我們腳踩著人工材質的絕緣鞋底，睡在絕緣材料製成、高出地面的床鋪上。在現代這個工業社會中，多數人的生活都與地球表面沒有直接聯繫，儘管你對此一無所知，但這樣的分離卻可能讓你多吃不必要的苦頭，甚至是嚴重的苦頭，而且受影響的層面比你想像的還要多。

比如說，你可以想像一顆沒有接好的燈泡，燈光會閃爍，光線會變得微弱，甚至完全亮不起來。這種情形就像許多人一輩子都過著苟延殘喘，或是體弱多病的生活。

我們相信這是第一本提到大地之母自然「搏動」的書，還有這種搏動可以如何療癒我們的身心，使我們保持健康——只要我們和療癒之源保持連結。若是失去連結，身體就會變得脆弱，容易出現種種異常狀況，以及跟發炎有關的疾病，還會加速老化。此說正開始在科學界引起迴響，而這就是本書要探討的主題。

我們所說的地球自然頻率，其實就是稱爲游離電子（free electrons）的亞原子透過移動所形成的一波波能量。沒有人看過電子，但是你可以用蜂窩來想像它們的模樣。電子流繞著原子核移動，形成一股「能量雲」，就像嗡嗡圍繞在蜂巢旁的成群蜜蜂；另一個人們常用的比喻，就是繞著太陽旋轉的行星。原子核含有帶正電的質子，以及不帶任何電荷、名副其實的中子，而電子則帶有負電荷，正是這些電子爲地球表面帶來了自然的負電流。

科學家告訴我們，這些電子幾乎是無窮無盡的，而且能透過降雨與每分鐘數千次閃電這樣的自然現象不斷補充。當我們的身體與大地保持連結時，可以自然地接收這些電子，補充本身的能量。當你「接地」的時候，你會自然地吸收電子，減輕體內電場失衡的狀況，也能排除造成慢性發炎與多種疾病的氧化自由基，恢復體內自然的電能狀態，這就是「接地」的理論所在。

人人都是一顆能導電、充電的蓄電池

要了解你的生理電流與地球電能之間自古以來就存在的關係，可以先從理解電流與三類物質的關聯開始，那就是導電體、絕緣體及半導體。

所謂的導電體，就像是屋子牆壁裡的金屬電纜，或是從家用機器上連進插座裡的電線。簡單比喻，導電體外緣流動的電子就像蜂巢最外面嗡嗡亂舞的蜂群，或是遠離太陽公轉的行星。束縛它們的力量極為薄弱，所以它們可以輕易地在原子間的空間中移動。它們像一團氣般籠罩在原子周遭，在固態的導電體中自由流動，所以才被稱為自由電子或游離電子。

我們可以把它們想像成自由的精靈，不受固態物體中任何原子束縛。反之，在絕緣體中，電子會被它們所屬的原子牢牢縛住，沒有所謂的自由電子，所以絕緣體中沒有電流流動。生活中常見的絕緣體，包括塑膠、橡膠、玻璃、木材等。這樣一來，你就可以理解為何大多數時候，你都與大地隔絕了。因為你的鞋底材質不是塑膠就是橡膠，而你的房子則主要由木材建成。半導體介於導電體與絕緣體之間，有時可以導電，有時不行。它們的電流傳導性沒有導電體那麼好，但也沒有絕緣體那麼差。半導體是現代電子設備的基石，因為它們的導電性可以透過施加電流通電來控制。

你的身體就跟地球一樣，主要是由水和礦物質組成，這兩種東西都是導電體，所以你和大地才能夠傳導電流。這類知識，遠在十萬個世代以前的人類老祖宗直立人（*Homo erectus*）一無所知，後繼靠採集狩獵維生的原始人，以及大約在四百個世代之前發展出農業文明的人類也不知道，即便是身處工業革命時代的人類也同樣懵懵懂懂。就算到了今天這個電子無線時代，也只有極少數的人才知道地球充溢著巨量活躍的自由電子。

十八世紀晚期的科學家是第一批測量地球表面微弱電流的人。他們在不同地點進行測量，並用「寧靜」、「平和」來形容這種能量。今天的科學家則將這種能量稱為「地電流」（telluric currents），而且將它們視爲一種更宏觀的系統，也就是全球電路（global electrical circuit）的一部分。全球電路的範圍，甚至還包括了雲系與整個大氣層。地球物理學家認爲，地球上這股近乎無限的能量一直不斷得到自由（游離）電子的補充，來源則是整個行星上平均每分鐘發生約五千次的閃電。這裡不提細節，不過基本上，地球表面的電能會隨著太陽的位置而起伏變化。白天的能量較強勁，支持著我們從起床到就寢的日常活動，晚上的能量稍弱，這使我們產生睡意。這種日夜起落的模式會觸發並指揮我們的身體運作，調節我們睡眠與清醒的週期、荷爾蒙的分泌，維持我們的健康。

過去的連結

電流的現象，早爲人類所知，但是直到大約一百二十年前，電流才終於被馴服，供作工業與居家使用。人類直到一八九七年才發現電子，所以在人類史上絕大多數時間裡，都沒有人知道電子的存在。但是在久遠的過去，許多人早就知道大地具有特殊的療癒能量，也是人類與自然連結的基本方式。大地是神聖的，這個認知在數不清的世代裡被傳遞下來，在全球各地以不同的形式存在。不管是何處的文明，都已辨識出大自然的循環週期，並與之配合，祈求生存與健康。他們意識到有某種基本的節律，調節著睡眠一類相關的週期與人體的健康，他們也知道，我們身體的運作必須配合地球的循環及節律。他們知道大地、生命、健康，彼此息息相關，也用他們當時的語言來表達這個概念。

「氣」是中國悠久文化的中心思想，被視爲充斥於宇宙的能量或自然之力。印度古老的吠陀文化（Vedic）也有類似的詞——「般那」（prana），意思是生命能量。

在中國的傳統中，所謂的「天之氣」是天體作用在地球上的影響力，像是日光、月光，還有月亮引起的潮汐等等；「地之氣」則受到天之氣的控制與影響，由能量的流動與分布、地球的磁場、地底隱藏的熱能所組成。而在地之氣當中，人體與動植物都有分屬於自己的氣場。在這套理論中，所有生物都在天地之氣的自然循環中生長，並受其影響。

當我們光著腳時，不用思考就能吸收地之氣，也許這就是爲什麼赤腳走路令人如此放鬆的原因；而那些能夠增強體力、放鬆心情的運動（如瑜伽、太極、氣功等）常常也都鼓勵學習者赤腳練習。在這類養生運動中，核心概念之一就是「扎根」，也就是展開腳底與大地之間的交流。這種交流的發生位置就在腳底心的湧泉穴，也就是十二經絡「腎經」的起始穴。

古希臘人也有類似的概念。在希臘神話中，大力士海克力斯（Hercules）曾經打敗巨人安泰俄斯（Antaeus），故事說安泰俄斯是摔角高手，只要他的腳還與大地相連，就能從中吸取力量，沒有人能夠打敗他。海克力斯得知安泰俄斯的祕密後，將巨人舉在空中，用強有力的臂膀將他勒死。

美洲的印第安人也非常重視與大地的連結。已故作家與教育家歐塔科特（Ota Kte，又名Luther Standing Bear），是拉科塔蘇族（Lakota Sioux）的領袖，他曾經做過這樣的總結：

> 老一輩的人是眞正的熱愛土地。他們坐在地上時，感覺就像正緊挨著一股母性慰藉的力量。讓肌膚接觸大地是好事。老一輩的人喜歡脫掉鹿皮鞋，赤腳走在神聖的大地

上。土地能安撫他們，使他們得到力量，帶來淨化與療癒。

連接大地與療癒力量

這本書會讓你知道，大地安撫、增強及療癒的力量有多麼強大，完全改變你對腳下地面的看法，還有你跟這個生活其上的行星的關係。

對大多數人而言，與大地之母重新連結，代表的是露營、健行、從事園藝，或到海邊一類的活動，讓身心回到大地之母的懷抱。但本書所說的連結並不一樣。我們所謂的重新連結是指脫下你的鞋襪，赤腳在地面上坐著、站著或行走，是一種不費分文又很容易做的活動（當然要顧及安全與舒適）。還有另外一種方式可以達成重新連結，那就是使用與戶外導電棒相連，或是透過插座連接現代接地系統的接地床墊或地墊。

不管透過什麼方式，我們都將這種重新連結的動作稱爲「接地」，意思就是說你已經和大地之母相連了。你所做的事，其實類似電子領域常見的「接地」，也就是將電子設備或機器連接到地面，以避免突波、短路、干擾發生，造成損害。

應用在人體時，接地可以保護人體脆弱的電流平衡，使其不致累積靜電，造成干擾。最重要的是，接地可以讓我們接受地球的自由電子，接收地球帶來的能量與令人穩定的電子訊號。接地可以治療連你自己都沒意識到的電場失調與電子不足現象，用你不知道自己缺乏的能量灌注你，使你重獲活力。你甚至不知道自己需要這些能量。

你身體需要的一種新維他命：維他命G

曬太陽可以幫你的身體製造維他命D，這是一種維持健康的必要元素；而接觸大地則可以得到「滋養電流」，也就是地表電子。我們可以將這些電子稱為維他命G，即來自「地面」(ground) 的營養素。就跟維他命D一樣，你需要維他命G才能讓身體保持健康。

你會在本書中讀到，接地常常為健康與活力帶來驚人的改善，甚至是脫胎換骨般的轉變。一名三十六歲、患有嚴重多發性硬化症的女性患者，在接地後病情大有進步。她曾經興奮得衝出屋外，站在街上大喊，要鄰居都來感受接地的威力。她說她想展開一場「赤腳革命」，教大家這個重獲健康的方式。事實上，她是在走投無路的情況下，從別人那裡聽說接地的好處——當時醫生已經勸她去買一張可調整的電動床、一台大螢幕電視，好讓她下不了床的生活盡可能舒服點。醫生告訴她，多發性硬化症無藥可醫，不可能好轉。但她的病情改善了，而且進步驚人。

另一位女性患者在一次嚴重車禍後，有五年多的時間飽受劇烈疼痛、發炎、倦怠、睡眠失調所苦，儘管她本人長年在醫療業工作，卻得一直為重拾健康苦苦奮鬥，因此筋疲力竭。她試過各種療法，聽過各種治療師的意見。「我就像童謠裡那顆搖搖晃晃摔下牆的蛋。」她自述道。「國王派了再多人馬都沒辦法把我拼回原狀。」無法正常工作的她發現，自己不自覺地喜歡躺在草地上，或是在海灘上赤腳散步的感覺。她開始嘗試在接地狀態下睡覺。就在短短幾個月內，她的疼痛、倦怠、睡眠失調全都消失無蹤了。

就連以最高強度從事人體活動的運動員，也學到了接地吸收大地能量的好處。如果以族群來說，接地效果最驚人的或許是環法自行車賽的選手。該項比賽極為艱苦，對身心都造成極大的壓力，因此生病、肌腱炎、睡眠失調等症狀在選手中相當常見，而且選手在意外受傷後復元速度也相當緩慢。從二〇〇三到二〇〇五年，以及二〇〇七年的比賽，美國隊的選手每天都在賽程結束後進行接地，他們反映睡眠得到改善，傷病情況大幅減少，幾乎沒有人有肌腱炎的困擾，每日賽程結束後恢復體力的速度驚人，即便受傷，復元的速度也比以前快多了。接地的好處如此明顯，所以其他運動的頂尖選手也開始固定進行接地。

接地簡單、基本又成效卓著，我們認為接地是健康公式中一個真正的失落環節，具有對人類帶來無窮益處的潛力。重新跟大地產生連結不會直接治好你的疾病或症狀，接地所做的只是讓你重新連上地球自然的電流，那是一股調節地球上所有生物的力量，能恢復你身體內部自然的電場平衡與節律，從而促使體內心肺、呼吸、消化、免疫等系統正常運作，減少電子不足所導致的發炎現象，也就是造成疾病的常見原因。接地也能舒緩神經系統壓力，使其變得鎮定，改善睡眠品質。透過重新與大地連結，身體可以恢復正常的電能狀態，增強自我調節與自癒的能力。

一八六三年，著名的英國生物學家赫胥黎（Thomas Henry Huxley）曾經說過：「在人類面臨的問題中，最重大、最根本、也最有趣的，就是找出我們在自然中的定位，還有跟宇宙的關係。」本書將從最基本的角度來切入這個問題，也就是要確定你在大自然、在整個宇宙中的定位，就必須從直接、定期跟你腳下的大地相連接開始。

在接下來的篇幅中，我們將探索失去連結對人類健康造成了何種影響，也將呈現重新發現連結真相這段不尋常的旅程。你會讀到各種醫生和各行各業的人得到神奇治療成果的報告，最重要的是，你會學到透過接地與地球重新連結是多麼簡單，又能帶來多大的好處。

3 我們都有絕緣症候群

疾病不會憑空降臨在我們身上，
它們是日常種種違反自然的小罪惡累積而成的。
當罪惡累積到一定程度，疾病就會突然而至。

——希波克拉底（Hippocrates）

兩千五百年前的古希臘醫師、人稱醫學之父的希波克拉底，非常清楚自己在說什麼。這是他看到了當時同胞犯下各種違反自然的罪惡後，有感而發，那麼不妨想像一下，要是他看到今天這個科學昌明世界的現代人，又會說些什麼？美國被認爲是當今最先進的國家，全國的醫療開支（包括官方和民間）合計起來，占了國民生產毛額的一七%以上，而且還以每年六%的速度繼續成長。到二〇一八年，全美國的醫療支出會花掉全國收入的二〇%！嘖嘖。這意味著有許多人生病，而且醫療體系從一開始就無法阻止疾病發生。我想，希波克拉底多半會說這裡是充斥著罪惡的地方。

在今天這個科學時代裡，研究者對於免疫發炎相關疾病的發生率爲何會急遽增加，究竟該歸咎於什麼原因各有不同看法。二〇〇八年三月，羅伯．史坦恩（Rob Stein）在《華盛頓郵報》的一篇文章，提醒人們注意大眾健康急轉直下的一大主因：人類免疫系統的衰弱。文章的標題是：「現代生活正在摧毀我們的免疫系統嗎？」

「首先是氣喘病例激增，另外還有花粉熱和溼疹等其他常見的過敏反應。」史坦恩寫道。小兒科醫生也發現食物過敏的小病人越來越多。專家們認為像紅斑性狼瘡、多發性硬化症等病症之所以越來越常見，都跟失控的免疫系統不無關係。

「雖然以某些疾病來說，病例增加是因為診斷技術進步，但專家仍舊估計，過去數十年來，視疾病與國籍不同，許多過敏與免疫系統疾病至少暴增了兩倍，甚至三倍、四倍。有些研究顯示，超過一半的美國民眾對至少一項過敏原過敏。」

研究者將原因歸咎於現代生活方式，因為這類情況首先多在歐洲、北美等高度開發國家中出現，然後其他國家隨著開發程度提高，趨勢也越來越明顯。

根據國際發炎網（International Inflammation Network）的學者在二〇一二年提出的報告顯示，全球發炎相關疾病與免疫系統異常病例正以「史無前例」的速度增加。

一名法國學者以「令人不安」來形容這種狀況。他說的是免疫系統異常疾病大量增加，不但治療不易，且失控的免疫系統會攻擊自體的細胞、組織、器官，往往嚴重影響患者的日常生活。常見的自體免疫疾病，包括紅斑性狼瘡、類風溼性關節炎、多發性硬化症、第一型糖尿病等。這些疾病的發病原因仍然不明，而對病例激增原因的了解更是少得可憐。這些疾病都是美國最常見的疾病，病患人數加起來約在一千五百萬至二千四百萬之間，其中約有四分之三是女性。

小心慢性發炎正在你的體內鬼祟行動

上述所有疾病，還有其他像心肺疾病、第二型糖尿病、癌症等重大致命疾病，全都和慢性發炎有關。過去幾年來，慢性發炎已經成爲醫學研究的中心課題。《時代雜誌》在二〇〇四年一篇封面報導中寫道：「幾乎每週都有新研究發現，慢性發炎又以另一種方式造成對身體的損害。」動脈滋養著心臟與腦部，但發炎灼燒了動脈脆弱的內壁，導致心臟病與中風。發炎也耗損腦部的神經細胞，還可能引發失智症與阿茲海默症。發炎會刺激異常細胞生長，使它們變成癌症腫瘤。「換句話說，」《時代雜誌》寫道：「慢性發炎很可能是驅動許多中老年最可怕疾病的引擎。」

醫界對發炎的認識增加，也導致另一個醫學新名詞出現：「發炎老化」（inflamm-aging）。這是二〇〇六年由義大利研究人員提出的新字，用來描述持續發炎的狀態，外加失去應付壓力的能力，這正是老化的兩大特徵。人們現在則認爲，發炎是超過八十種慢性疾病的根本原因，而且目前有超過半數的美國人正爲這些疾病之一或更多所苦。每年有數以百萬計的人死於這些疾病。那些最常見的慢性疾病每年要花掉美國人一兆美元以上，而且在本世紀中以前，這個數字很可能攀升到六兆美元。

「發炎很可能會成爲醫學研究中難以捉摸的聖杯，也是影響疾病與健康的唯一關鍵。」東卡羅萊納大學的威廉・梅格斯（William Meggs）醫師在其著作《治癒發炎：如何對抗心臟病、關節炎、氣喘、糖尿病與其他疾病的隱形凶手》（*The Inflammation Cure:How to Combat the Hidden Factor Behind Heart Dis- ease, Arthritis, Asthma, Diabetes & Other Diseases*, 2003）中寫道。

失落的珍貴環節

顯然的，當代人類的免疫系統承受了過度的壓力，科學家懷疑的元凶包括基因、飲食不良、空氣汙染、肥胖、運動不足，甚至還包括太乾淨的居家環境。但顯而易見的是，研究者忽略了另外一項因素。這項因素就在他們眼睛底下——或者說得更準確一點，就在他們腳底下。

在本書中，我們建議在上面的嫌疑名單上新增一條，那就是喪失與地表電流的連結，導致體內的電子不足。我們的研究強烈指出當前慢性病會急速飆升，正好與越來越多人與大地隔絕發生在同一時期。這種隔絕與不足，是否就是導致病患數目越來越多的一個失落環節，是至今不爲人知的一個主要因素嗎？也許這個環節，正是造成一切病痛的最大元凶？

如果發炎是醫界的聖杯，那麼接地是否就是對抗發炎的聖杯呢？針對第一個問題，答案是擲地有聲的「沒錯」。但目前我們還不敢聲稱已經找到第二、第三個問題的答案，因爲那需要多年的研究。但是從初步研究結果，還有許多實際案例與經驗看來，其中的證據著實耐人尋味。在這方面，本書提供了大量相關證據。我們相信，接下來的篇章所提供的訊息，將有足夠的潛力扭轉當前人類健康惡化的危險趨勢。我們也相信，若是這些與大地隔絕的人當中，有相當數量的人能重拾連結，將可以啓發新的健康標準，創造大量商機。我們確信，這些資訊若是能廣爲大家運用，可以幫助任何人、雇主、政府減輕醫療負擔，產生始自足下的改變。

我們收集的證據強烈顯示，就算你患病已久，病情嚴重，或是當今醫療系統束手無策，重新連結也能讓你的健康大獲好處。

在人類史上，一直以來免疫系統都是在爲多數時間直接接觸大地的人體工作，換句話說，我們天生本就該跟大地相連結。但科學家沒有注意到，現代的生活方式阻絕了我們去連接地球穩定人體的電能，失去了身體自然的接地狀態，這樣的損失很可能造成了免疫系統錯亂。

我們的免疫系統，以及體內的神經與其他系統，是不是在我們開始改穿絕緣鞋底，住進隔絕自然電流的房子裡後，就再也無法正常運作了呢？

一個絕緣實驗，令人驚訝的發現

人體若是與地球的微弱自然電流隔絕，會發生什麼事？德國著名的馬克斯・普朗克研究所（Max Planck Institute）在一九六〇及一九七〇年代做過相關實驗，得到了驚人的結果。研究人員故意將自願受試者關在地底下的房間裡數個月，房間設下屏障，完全屏蔽了地球本身的電流。

研究人員仔細記錄受試者的體溫變化、睡眠、排泄等生理活動，發現所有受試者都出現生理異常甚至混亂的現象，就像是全身上下都發生了心律不整似的。受試者睡眠週期紊亂、荷爾蒙分泌失調，全身上下的基本運作都遭到干擾。當研究人員在那些地下房間的屏蔽內輸入類似地表的電流頻率後，受試者的生理節奏有了巨幅改善。這些研究耗時多年，收集了數以百計的受試者資料，清楚記下了地表電流節律對正常生理機能有多麼重要。正常的身體節律，是身體修復、復元、恢復活力的參照標準，換句話說，也就是維持全方位健康的必要條件。顯然的，在這類實驗中造成的生理機能混亂，時日一久就會影響健康。結論是：人體的生理時鐘必須不斷根據地球節律進行調整。大自然的脈動，主宰了這個星球上所有生物的生理節奏。

像這類經過控制的實驗提供了令人刮目相看的證據，但我們並不是住在地底下。我們住在地面上，卻未眞正與地表相接，這正是問題所在。我們與地球斷絕了聯繫。你可以看看自己和身旁的人，然後你就知道這種斷絕的後果有多嚴重。許多人生病了。看看所謂的健康數據（或者該說是疾病數據），你會看到各種證據，或多或少地指向這種絕緣症候群。

我們明明就住在這個地球上，爲什麼會跟地球失去連結呢？

腳下危機，你的疾病由此累積

看看你每天腳下穿的都是什麼？大多數人每天都穿著某種鞋子，這些鞋子是從簡單的足部保護套演化而來，目的是保護我們不受寒冷嚴苛的地面狀況所苦。你可能正穿著比足套華麗許多的鞋子，作爲某種文化、潮流、行爲的宣示，在很多情況下，你的鞋子甚至代表你對某個網球或籃球明星的認同。就算沒有什麼特別的目的，你還是會出於習慣穿著鞋子。

已故的威廉·羅西（William Rossi）博士是美國麻州的足科醫生，他是製鞋產業歷史的專家，也是多產的作家與敏銳的觀察者，他曾寫過許多文章評論鞋子對腳部的影響，這些文章讀來讓人坐立難安。他堅信鞋子是足部照顧的一環，而且常常抱怨做鞋子的人不懂腳，而照顧腳的人不懂鞋子。

「穿著鞋子的人，不可能以生理上眞正自然的方式跨步。」一九九九年，他在《足科管理》（*Podiatry Management*）雜誌上寫道。「人類花了四百萬年才演化出獨一無二的雙腳及獨有的跨步法，這是生物工程的一大成就。但是就在短短幾千年內，因爲鞋子這種漫不經心設計出來的工具，我們扭曲了人類步伐最純淨的形式，阻礙跨步的工程效益，在步伐之上強加了緊繃與壓力，剝奪了人類移動時原本從頭至腳具備的優美形式與輕鬆自如。」

撇開移動的機械原理不談，羅西醫師罕見地對身體與大地隔絕以及現代絕緣鞋底所造成的潛在健康風險有深刻的理解。

「腳底掌覆蓋了大量的神經末梢，每平方寸約有一千三百個左右。」他在一九九七年的《鞋訊》（*Footwear News*）雜誌上寫道。「這數字高於同樣面積的身體任何其他部位。」為什麼會有這麼多神經末梢集中在腳底呢？「因爲這樣我們才能跟大地，也就是我們周遭眞實的物理世界『保持聯繫』。這種聯繫被稱爲『感覺反應』。雙腳是一個人和大地相連的關鍵連結，所有動物的腳掌都跟人類一樣具有大量神經末梢。地球表面覆蓋著一層電磁場，正是這種電磁場讓我們和其他動物的腳掌產生感覺反應。你可以試試赤腳走上幾分鐘。所有生物，包括人類在內，都透過腳掌或根部從這種電磁場中吸取能量。」

羅西醫師稱雙腳爲「某種聲波雷達接收器」，具有「不爲人知卻非常關鍵的功能」，也就是從地球「抽取」能量，就像植物的根部從地底吸取水分一樣。所以他寫道：「這種從地到腳的振動，也許正是一種可以補充能量的重要力量，有助於身體維持活力。」他說的再正確不過了，只是他誤以爲身體吸收的能量源自地磁，但目前已經確立，地表的能量主要來自電流。

本書的中心內容就是我們透過雙腳，吸收了以各種頻率流動的游離電子。這些頻率重設了我們的生理時鐘，並提供身體電能。電子本身也流入人體，地球的電能藉此維持人體的平衡。就像一般電器設備必須接地才能穩定運作一樣，人體也必須穩定接地才能好好發揮功能。

羅西博士感嘆鞋底阻絕了地表的能量與觸感，而這些東西都對我們腳底的感覺反應至關重要。他寫道：「我們腳下的鞋底是名副其實的死氣沉沉。從鞋底的縱剖面可以看見好幾層墊子：外鞋底、中層鞋底、鞋底內部塡充材質、鞋墊、緩衝墊、襯墊，將人體的感覺反應封殺得半點都不剩。」

鞋子是世上最凶險的發明？

作家、營養學家、演講家，同時也是最直言無諱的保健專家大衛・伍夫（David Wolfe）認為「常見的鞋子」很可能是「世上最凶險的發明」。他研究人類生活形態將近二十年，認定鞋子是「最具毀滅性，導致生活中發炎與免疫疾病的惡棍」，因為鞋子隔絕了我們與來自地球的療癒力量。他寫道：「一套上鞋子，你就完蛋了。」

史上最大的醫療實驗？

瑪利卡・斯波洛斯（Marika Sboros）是南非《商業日報》（*Business Day*）的保健版編輯，她在二〇一三年五月二十九日的一篇文章裡發表了如下觀點：「直到二次大戰後，我們才穿起人工材質鞋底的鞋子，名副其實地與大地隔絕了。由此而起的絕緣狀態很可能是史上最大的醫學實驗，每天有數十億人在不知情的狀態下參與。我們當中有誰知道，這種無意間的大規模行動，很可能對健康造成負面影響？至少有一件事是確定的：跟免疫系統／自體免疫相關的疾病，尤其是癌症，已經多到讓人膽顫心驚。」

鞋子與糖尿病有關？

見本書前面彩色頁的圖表：「是巧合，還是相關？」

羅西醫師在短短幾句話裡，描述了二次大戰後製鞋業的重大改變。新材質出現在製造現場：橡膠、塑膠、石油化合物，慢慢排擠了傳統的鞋底材質——皮革。當今就算是製造時髦男性正式皮鞋的廠商，也越來越多採用橡膠、塑膠與其他絕緣材質，就跟之前那些製造休閒鞋與工作鞋的廠商一樣。皮革（由獸皮製成）在潮溼時有導電性，一直是製造鞋子與涼鞋的傳統材料。印第安人造型簡單的平底軟鞋，輕巧、軟底、沒有鞋跟，用粗鞣皮革包住腳掌，再用生皮割成的皮帶固定，很可能是人類製造過的最「理想」鞋子，其歷史可以上溯至一萬四千年前。

羅西醫師在著作中也提到足部與大地另一種耐人尋味的連結——性慾的連結。人類的腳部，他寫道：「充滿與大地相連共振後的電磁力，所以自古以來，人們都認爲人類的繁殖生殖系統與大地相關。」

他在一九八九年的《腳．鞋．性》（*The Sex Life of the Foot and Shoe*）一書中寫道：「雙腳是重要的感覺器官，上面布滿大量的『性感神經』，而站立或行走的每分每秒，都是與地面的感官接觸。」而我們的性衝動「可能因接觸大地、草地、風、空氣、太陽、沙粒、水而產生。在溫暖的天氣裡，當你脫下鞋襪，赤腳走上草地或沙地，或是將雙腳浸入清涼的池子裡時，那感觸是極爲官能的」。

有關床的二三事

在大多數時候，我們生活、工作其間的現代建築物，像是我們的住家或工作場所都不具導電性，將我們隔絕在地球具療癒能力的電子之外。你可以想想一天的生活是怎麼過的：待在高高的公寓、住家或辦公室裡，屋裡鋪著一層木板、合成地毯或是塑料地板。除非你在泥土、水泥地、大理石或石頭地面上生活，否則你不可能從腳底下接收到任何良性能源。我們稍後會討論在高樓大廈中生活、工作，會帶來什麼樣的健康風險。

就跟鞋子和房子一樣，我們的床鋪也有不少演變。在占一天三分之一的睡眠時間裡，現在的床鋪將我們更進一步地與大地隔離。我們睡在舒舒服服、高高墊起的床鋪上（如果是失眠患者，可能只能在上面輾轉反側），住在高出地面的屋子裡，躲開了在深夜四處爬行的噁心小生物。

高床的最早紀錄與埃及的法老、他們富有的親友有關，大都出自當時青銅器時代匠人的巧手（西元前三千年至前一千年）。儘管在那之後數千年以來，床的樣式與鋪墊都有改變，但四根床杜撐起一個平臺的基本概念卻大同小異。

在埃及人之前，人類晚上顯然是縮在地面上睡覺的，如果可以的話，當然是盡量找個乾燥舒服的洞穴來安眠。信不信由你，在當今這個現代社會裡，還是有人住在洞穴裡，最好的例子在中國西北部，人數還高達四千萬左右。❶他們生活在被大地包圍，充滿地球能量的地方，而且聽說家裡還有有線電視。

考古學家告訴我們，他們在德州西南部發現人類以草鋪床的證據，時間約在九千多年前。當時人們在沖積地層較軟處挖坑，裡面再鋪上乾草，以求最粗略程度的舒適。不管是稻草、青草或

---

❶在中國西北部的黃土高原地區，包括陝西、甘肅、寧夏、山西、河南和河北六大窯洞區內，現在約有四千萬人居住在各種類型的窯洞中。

獸皮，只要加上人體所排的汗水，都是從古至今有助於電流傳導的材質，這些東西仍舊是許多地處溫帶的原住民鋪床的選擇。在傳統社會中，成人睡覺時躺在獸皮、厚墊、地面上，或是「除了一大塊彈簧墊以外的任何東西上。」一九九九年《科學新聞》（*Science Newse*）的線上版寫道。該文還建議研究人員可從那些社會去尋找線索，找出睡眠模式、失眠症跟夜間腦部活動的關係。

人類是像天線般存在的生物

我們的故事將我們帶回生物學家赫胥黎曾經提出的，有關人類與大自然、人類與宇宙關係的問題上。一九六九年，法國農業學家馬提歐·特維拉（Matteo Tavera），以一連串令人瞠目結舌的假設對這個問題提出獨特的解答。這些理論出現在他不爲人知的著作裡，他在其中主張，人類在這個行星上的定位，就是依循「主宰人類的自然電流」生活。農業學結合了生物學、化學、生態學、地球科學、基因學等學科，特維拉結合了這些學科，還有多年從事農業近距離觀察自然的經驗，得到了以下結論：人類正在爲遠離自然付出慘重代價，亦即健康惡化，疾病猖獗。

特維拉的著作《神聖的任務》（*La Mission Sacrée*）在法國出版，書中強調一切生物（包括動物、植物、人類）都和地面與天空中的電流有不爲人知的密切關係。這位法國學者認爲地球上的生命是由從天到地連續的能量體所調節，而人體的構造天生就是來接收及傳送這股能量的。他要我們把自己的身體與形狀當成一種天線。

特維拉喟嘆現代生活，就是「如皇宮般雄偉的建築，彼此緊密相鄰……還有隔絕外界的牆壁、塑料衣物、膠底鞋子。人體與電流的接觸不是在減少中，就是完全消失了」，後來就是慢性疾病越來越常見。

吃更健康的食物，遠離化學物質，呼吸新鮮空氣，這些行爲當然能讓你更健康。但特維拉主張，我們的「神聖任務」，就是和大地之母重新連結。特維拉警告：「人類堅持朝錯誤的方向持續前進。」他還說：「大自然雖然可以原諒我們，但是對那些不願連結、體內缺乏電流而無法維持生存所需的健康平衡的人，大自然仍然有它的容忍限度。」

這位法國自然學家主張，人類應該參考動物世界的例子，理解跟地球的連結爲何如此重要。「請各位注意，被關在絕緣室內、電流接收減少的母牛，通常都有畏寒症狀。」他寫道。「但是在同樣的天氣條件下，同一隻母牛在原野中卻顯得相當自在，連寒冷的夜晚也能忍耐。在自然狀態下自由活動的雞隻從不生病，但是生活在絕緣雞圈的雞隻，卻需要掩蔽保護。再看看那些被圈養的雞，牠們需要多少藥物才能活下去！野生鵪鶉在冬天和夏天一樣快樂，牠們既不需要遮蔽物，也用不著特殊飼舍。」

「那些跟主人同居一室，無法遵從自然意旨接觸大地的狗，讓獸醫的生意應接不暇。……野生動物的健康狀況通常都很良好，尤其是在未經人類騷擾的狀態下。」儘管牠們的生活條件在我們眼中談不上舒適，但也許正因爲這些條件，所以野生動物從不生病。這種得天獨厚的好處來自牠們正確地行使了天生的權利，那就是與大地好好地交換了電流。我們應當向這些動物學習，因爲牠們持續接觸大地，所以不需任何條件就能健康生活。拿你自己和牠們比一比吧。

特維拉根據現代生活環境提出了幾項實用的建議，我們大多數人似乎都可以辦得到。這些建議包括：

●走進野外，而且要走在草地上，別挑柏油路走。
●盡量打赤腳走路，不然至少也要穿有導電性的鞋子，以便與大地交換電流。你會發覺自己的心情和健康狀況都有改變，也會讓你心中充滿喜悅。
●盡可能讓肌膚接觸大地、草地，或是任何的自然水體（湖泊、溪流、海洋）。在你自己的庭院裡，潮溼的草地就是最好的導電體。
●靠到樹幹上稍微摩擦身體，從上面得到的電流對你的健康有好處。
●泡水，尤其是海水（因爲裡面含礦物質）、湖水、河水，對健康非常有幫助。如果可以，最好赤腳走進這些水體中。要是你做過這些事，你一定已經感受到，它們對你的神經系統、睡眠狀態、胃口，還有你的心情帶來許多益處。當你與大地連結交換電子後，你會覺得自己重新又活得像個人了。

特維拉的書引人入勝，足以改變我們對自己、對環境、對人類與宇宙關係的看法。如果想看他的作品英譯版，可以前往 www.earthinginstitute.net，從中可以得到更多我們與自然如何連結的啓示。但最令人興奮的是，特維拉對接地與健康的看法已經得到證實，而且做到這一點的不是系出名門的科學家，而是來自寬頻電視產業的外行人。下面我們就將讀到他的故事。

PART 2

接地救了我的命

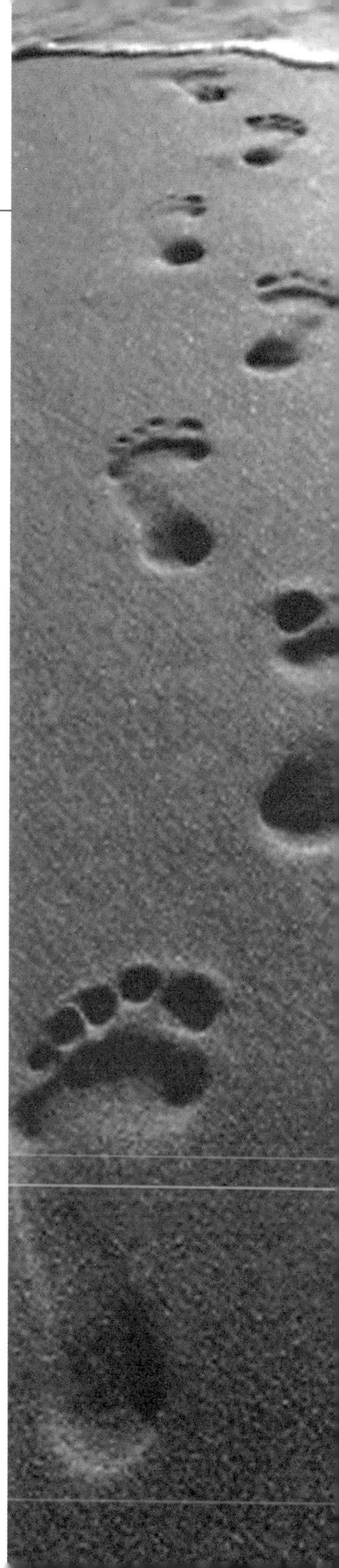

4 走過鬼門關重獲新生，探索絕緣與健康的關係

一九九三年，四十九歲的克林特・歐伯（Clinton Ober）事業成功，覺得自己站在世界的頂點。他的出身不算好，在農場長大，從小就過著趕牛、綑稻草的生活，夏天時成天打著赤腳走來走去，在成排的甜菜與豆叢間拔草。十幾歲時，他父親死於白血病，留下寡母及六個孩子獨自應付農作與牲畜，身爲長子的克林特不得不輟學回家照顧農場。

到了一九六〇年代初期，克林特離開農場，輾轉進了有線電視產業。當時在他居住的社區裡，電視只有兩個頻道，一個政治立場偏左，另一個偏右，接收到的資訊非常偏頗，聰明的克林特從中看出有線電視的發展未來。他滿懷熱情地投入這個產業，多次成功設計行銷活動，將有線電視成功帶入蒙大拿州的家庭裡。他也親自爬電桿、鑽螺絲孔、埋接地棒及拉電線，將有線電視系統安裝到許多家庭中。後來他被丹佛（Denver）一家公司僱用，擔任全國行銷總監，該公司很快就成爲全美第一的有線電視業者，最後由美國最大的固網電話服務供應商ＡＴ＆Ｔ收購。

一九七二年，克林特自行創業，專門從事有線電視系統開發，還有一般無線電視與微波通訊技術服務。該公司後來成了美國最大的有線電視行銷安裝公司，服務網遍及全美國。幾十年來，

爲全美數百萬戶家庭安裝有線電視，並在網路世界眞正來臨之前，推銷史上第一台纜線數據機，透過它讓個人電腦接收來自全球媒體的新聞訊息。克林特也參與了有線電視與通信產業早期的規畫與行銷，和CNN、HBO，以及其他有線電視網的創辦高層密切合作。

克林特的事業蒸蒸日上，在科羅拉多州坐擁五千平方呎的山頂住宅，可以三百六十度俯瞰丹佛市與洛磯山脈。房子裡擺滿了藝術品，還有用錢買得到的各種東西。但是到了一九九三年，美好的生活急轉直下。那年克林特因爲牙齒根管治療，引發了肝臟嚴重膿腫，八〇%的肝臟遭到嚴重損傷，感染擴散至全身，所有器官都出現異常，醫師宣告他生存希望渺茫。

但是，有個年輕醫生告訴他還有一線希望——建議他用實驗階段的新手術切掉大部分壞死的肝臟，但也告訴他別抱太大希望。這是克林特活下去的唯一希望，所以他同意進行手術。手術後，他在醫院度過二十八天的痛苦恢復過程，還進行了艱苦的復健，好不容易才獲准出院回家。他開始慢慢重拾健康，但也足足花了三到四個月才有辦法走完幾個街區，神奇的是九個月後，他的肝臟就長回原來的大小了。

如果人生重來一次，我要這麼活

在漫長的復元過程中，有一天早上，克林特醒來後看向窗外，發現天比平常更藍，樹木也比平常青綠得更生氣勃勃，是他從來沒看過的景象。在那一瞬間，他覺得自己又重新活過來了，而且跟往日大不相同。他恍然驚覺自己根本就不曾擁有過豪宅、堆積如山的財產，而是它們擁有了他。他以往的生活完全爲了身外之物奔波，花了一輩子積累、收集，還絞盡腦汁想要更多，這麼多年來，已經親手把自己打造成這些財產的奴隸了。

就在那一刻，我決定讓自己自由，找一些物質之外的東西塡補人生。我對自己大聲說道：「我再也不想過這樣的人生了。我要做點不一樣的事。不管我還剩多少日子好活，我都要把時間用在有價値、有意義的地方。」

我打電話給子女，他們都已長大成人，散居在國內各處。我要他們回家，把想拿的東西拿走。「你們沒有拿走的東西，我會統統送出去。」我告訴他們。我把房子賣了，再把公司賣給員工，然後買了一輛RV露營車，採購幾項必需品，就此動身上路。接下來四年，我一直開著露營車在美國各地漫遊，尋找自己的使命。我花了很多時間和我各地的子女相聚，但大多數時候我什麼也沒做，就只是把車子開到某處就停一陣子，等待機會出現。

一九九七年某天晚上，克林特來到了佛羅里達州的奇拉戈（Key Largo）。那時他已經開始焦躁難耐，什麼事都沒發生，也沒有新的生命目標出現。他遠眺大海，祈求上天給他指示，因爲他知道，有什麼東西正在等著他。回到露營車時，他的腦海突然蹦出了幾個字，不由自主地就將它們抄寫到一張紙上。

「當一股相反的能量。」好吧，對我而言，成爲相反的能量就代表到外面給別人一點刺激，讓他們動起來，吸收不一樣的能量。沒問題，現在我已經焦躁到可以出去刺激別人了。

我寫下的第二句話是「保持原狀就是敵人」。我不太了解這句話的意思，只知道我對自己的現狀很不滿，而且什麼也沒做。這是當時突然冒出的兩句話。我不問緣由地把這兩句話照抄到黃色記事本上，但根本不知道它們是什麼意思。

第二天早上起床時，我腦中突然出現了某個奇怪的想法，感覺似乎地球想要告訴我某件事，只是我根本不知道是什麼。但我有一股迫切感，知道自己得向西去尋找答案。

克林特把露營車開到洛杉磯，然後又到了圖森市（Tucson）和鳳凰城（Phoenix），他感覺這兩個地方也不對，所以繼續向北走，在某天晚上十點抵達亞利桑那州的塞多娜（Sedona）。他把露營車停在某條小溪旁的營地，隔天早上往窗外望去時，立即被當地的美景吸引了。那裡的景色讓他想起了蒙大拿州的鄉間，以及他自小就熟悉的印第安原住民文化。他對自己說：「我要留在這裡，直到找到我要找的東西爲止。」

克林特在那裡待了將近兩年，和當地許多藝術家與藝廊老闆交上了朋友。出於興趣，也爲了找點事做，他花了不少時間爲鎮上許多藝廊設計藝術燈光，而他的靈感燈泡則是在一九九八年某一天發亮。

當時我正坐在公園一張長凳上，看著來自全世界的遊客在我面前走過。不知從何時開始，我不知不覺地將注意力集中在這些人腳上穿的鞋子。我看到許多人穿著厚厚橡膠或塑膠底的跑步鞋，我自己那時也一樣。然後我冒出一個看似無關緊要的念頭：「這些人，包括我在內，都和地面，也就是我們腳下這片大地的表面電荷絕緣了。」我開始思索靜電這回事，並想到這種絕緣狀態對健康不知是否有影響。

他回想起自己在有線電視業工作的那段時間，在有線電視出現前，電視畫面通常都會有許多雜訊，也就是所謂的噪點（noise）。不然，就是遍布所謂的「雪花」、線條，以及各式各樣的電磁干擾。就像開車接近或經過電纜下面時，車子裡的收音機會因干擾而發出一堆噪音一樣。

安裝有線電視時，每戶家庭裡的系統都必須接地並做好絕緣，以免外部電磁訊號干擾纜線裡的訊息傳輸。這樣才能看到清晰的影像，電視纜線的訊號也不致外漏，導致干擾警方廣播系統或無線電視臺的傳輸。這些電纜的構造是在導電的銅線上加上絕緣層，然後外面再包上保護層。保護層與大地表面的電流相通，有接地設計，所以地球可以自由地吸收或傳布上面的電子，避免機器因突發的電流受損。整套無線電視系統都必須接地，並保持電位與大地表面一致。

新旅程的起點，探索絕緣與健康的相關性

當時克林特自己完全不知道，他的人生即將轉向一個完全出乎意料的新方向，新生活將耗去他睡眠之外的所有時間。儘管過了十二年，他投入的時間仍然一點都沒有減少。

什麼是靜電放電？

我們或多或少都曾經體驗過靜電，當我們走過地毯，觸摸金屬門把，或是坐進車子裡時，突然感覺到身體某個地方小小刺痛了一下或蹦出小火花，這沒什麼了不起的。

但是在某些產業，靜電是不得了的大事。幾世紀之前，軍隊必須用特別的措施防止靜電產生，以免點燃庫藏的火藥。今天的石油工業也採用類似措施，因為隨機出現的小火花很可能會引起大爆炸。在今天的電子工業中，靜電放電（ESD）每年會破壞大量高度精密的電子零件與晶片，所造成的損失高達數十億美元以上。靜電放電會影響產量、製造成本、產品品質、產品可靠度，以及最後的獲利。

電子製造商的大量需求，促成了一整個靜電控制產業成形，開發出手環、鞋類、導電地板等相關產品。這些設備都是用來釋放可能造成損害的電荷。

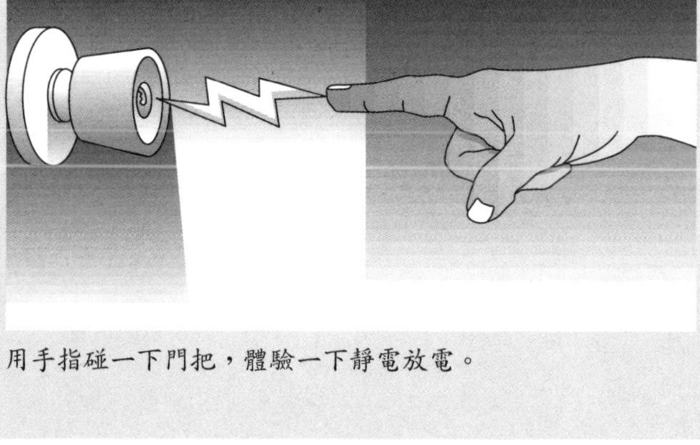

用手指碰一下門把，體驗一下靜電放電。

一切都從一個看似簡單的問題開始：「我們這樣穿著橡膠或塑膠底的絕緣鞋，對健康是否有不良影響？」當時他非常關切健康問題，因爲先前手術留下了後遺症，他一直受背痛所苦，總是睡不好，得吃止痛藥安舒疼（Advil）才能入睡，醒來也得靠安舒疼才能下床撐過一整天。

我知道人體有導電性，也就是說，人體可以傳導電流。這是日常生活常見的小事，不必學電學也能理解，只要挑個非常乾燥的日子去碰門把，每次你都能感到電流刺激，或是看到火花。當你坐在覆有織物的家具上，或是走在地毯上時，身上總是有靜電在不斷累積。

當我坐在長凳上，看著一雙雙鞋子從我眼前經過時，我才意識到大部分人（至少是在工業化社會裡），跟大地都幾乎沒有接觸；而在其他地方，像是熱帶、亞洲、非洲或南美，鄉間很多人都還是打赤腳走路，還常常睡在地面上。他們都處於接地狀態。

克林特決定試著解答自己的疑問。他回到租住的公寓，拿起伏特計（一種測量地表與任何帶電物體電位差的工具，也可測量電流迴路任兩點之間的電位差）在上面接了一條五十呎的導線，再將導線拉出客廳，接到插在地上的簡單接地棒上。然後他開始在屋裡來回走動，測量在與地面絕緣的狀態下，自己身上產生了多少電荷。要測量身上的靜電很簡單，因爲他每跨一步，身上的電荷量都不一樣。最有趣的發現是：電磁場會影響他身上的電位。

當我走向一盞檯燈時，我身上的電位會上升；後退時，電位則下降。我在客廳和廚房的所有電器上重複這個實驗，唯一不曾影響我身上電位的只有冰箱和電腦主機，這兩樣東西都是接地的。由於我在通訊產業工作過，馬上就了解，我們必須將所有電器接地，才能防止來自它們的電磁場干擾。

接下來我走進臥室，躺上床，馬上看到我身上的電位達到我測量以來的最高值。我的臥室是公寓裡電流最「活躍」的地方，我床後的那道牆裡藏了一大堆電纜。我開始懷疑這些電場影響了我的睡眠，因爲我老是睡不好。

現在，克林特的好奇心已經被完全點燃了。第二天他到五金行買了些暖氣管用的金屬膠帶，將膠帶鋪在床上形成簡陋的格柵，上面夾上一個鱷魚夾，接上導線，再將導線拉出窗外，接上另一根接地棒（形狀跟伏特計現在正連著的那根很像）。然後他躺上金屬膠帶形成的格柵，發現伏特計的數值降到接近零，代表他身上的電位值和直接躺在地上差不多，現在他的身體已處於接地狀態了。他躺在床上擺弄伏特計，然後等他醒來時，已經是隔天早上了。

我就這樣拿著伏特計睡著了，完全沒用上止痛藥，這是我這幾年來第一次好好睡上一覺，而且我整個晚上幾乎沉睡到連翻身都沒有。「哇，這可眞神奇。」我對自己說道。一定有什麼有趣的事發生了，但我還不是很了解，所以當天晚上我又重複了一遍這個實驗，一樣沒有靠止痛藥就睡著了。同樣的事在第二晚、第三晚、第四晚、第五晚不斷發生。

好神奇，只要接地就能治失眠、關節炎……

就這樣過了幾天後，克林特把這事告訴幾個朋友，問他們能否讓他做個實驗，在他們床上設個類似的臨時金屬膠帶格柵。這就是克林特爲人體接地的開始。

我的動機非常單純。被我接地的人當中有一個告訴我：「好像還眞有點用。我的關節炎好多了。」當時我沒認眞思考其中含意，但是幾天後，我注意到我長期以來的嚴重背痛改善了，我不再需要止痛藥，而且整個身體狀況也好很多。

克林特對生物學一無所知，也不曉得神經和肌肉是怎麼運作的，但是有個想法開始在他心中成形。他開始覺得，人體和有線電視其實有共通之處。電視纜線裡有數百個頻道的訊息在流動，同樣的，人體中也有數不清的神經、血管，以及其他傳導電流訊號的機制。所以他開始想，也許讓身體接地可以防止外來的「噪音」，也就是環境中的電流干擾，打亂了體內的迴路。他也直覺地了解，少了跟大地的接觸，人體便總是充斥著來自臥室、辦公室或不管什麼地方的電流干擾與靜電。處於接地狀態，就可以釋放這些干擾。當他爲自己和朋友接地之後，多餘的電能被釋放，大家都開始睡得更好，身體也更健康。

等我爲六、七個人接地後，無一例外地他們個個都改善了睡眠或是減輕病痛，面對這樣的結果讓我很興奮，而且一天比一天激動。我的結論是我可能做出了不得了的發現。我告訴自己，一切都眞眞實實發生了，我得更深入研究才行。

克林特到處搜尋資料，卻找不到多少有關接地與健康的資訊。當時是一九九九年，網路還是很新穎的技術，網路世界還不是像今天這樣四通八達，所以他在上面什麼也沒找到。

他跑到亞利桑那州的各大醫學圖書館找過資料，但同樣一無所獲。不過他倒是找到了幾則相關的記載，性質類似於美國原住民的傳說，這讓他想起了在蒙大拿州度過的少年時代。當時他有許多朋友來自印第安保留區，他還清楚記得，有一次有個朋友的妹妹得了嚴重的猩紅熱，病情非常危急。

他們的爺爺在地上挖了個大洞，將小女孩放到裡面去。爲了保暖，他在洞旁生了火，然後在一旁坐了好幾天，在這期間，小女孩大多數時候都昏睡不醒。但過了幾天後，她的病情就好轉了。我還記得，有一次放學後到朋友家去，聽到他媽媽叫他脫掉鞋子。她說：「那玩意兒會讓你生病。」當時這些話聽起來很奇怪，但是在我印象中，印第安原住民做的事大都跟我認定的「正常」行爲不同。後來我才知道，大自然的智慧比我所學到的人類知識要深遠多了。

克林特找到一群赤腳愛好者的資料，他們老早就主張，赤腳讓他們身體更健康。他們當中有人還組成團體，全球赤腳生活協會（Society for Barefoot Living）就是一例。他們認爲脫掉鞋襪，自然地走在大地上有許多好處。根據他們的切身體驗，還有一些生物力學的醫學研究都顯示，許多足部與背部問題，都來自於穿上鞋子，導致我們用不合人體工學的方式行走或站立。最顯著的例子，就是光腳跑步。或許跑步者正是因爲穿上鞋子，所以比光腳跑者更容易受傷。研究顯示，光腳跑步時關節受力較小，而且較不易發生足底筋膜炎與脛前疼痛，但這些不是克林特眞正要找的資訊。

他倒是找到許多有關靜電放電，還有電腦零件與晶片製造商必須如何處理接地，以避免產品因靜電受損的資料。但這也不是他要的。他得繼續搜尋。此外，他也想知道，在接地狀態下睡覺是否有害健康。但是電機專家向他保證，這樣做安全得很。眞要說起來，接地本來就是生物自古以來最自然的狀態，反倒是我們今天與大地隔絕才叫不正常。

但是除了上面所說的這些之外，克林特完全找不到任何確實的資料，可以佐證喪失接地狀態對健康會有何影響。

5 意外發現一切都是電惹的禍

克林特的心情就像坐雲霄飛車一樣。他已經得到結論，那就是沒有人，不管過去或現在，曾經研究過接地與健康的關係，所以他才找不到任何相關資料。當他意識到沒有任何人知道這回事時，覺得那是他生命中最棒的一天，因爲他的重大發現可以給社會帶來極大的好處。他已經找到他的使命了，而且是唯一知道這回事的人。

但他飄飄然的感覺並沒有持續太久。得出大發現或許就是這麼回事吧，自我懷疑會開始浮現，因爲沒有人能接受你的新想法，所以你只能獨自懷抱你的重要領悟或突破。

以克林特來說，當別人聽他說這件事都覺得他瘋了，沒人把他當一回事。他滿腔的興奮，換來的總是只有呆呆回望或否定。誰能證明這種事？大家都想要能當證據的事實。他們想要科學證據，而他只是個混過有線電視業的傢伙，整天嚷嚷著接地可以減輕疼痛，改善睡眠，又知道些什麼？又算哪根蔥？所以很快的，他一生中最棒的一天馬上就成了最糟糕的一天。

一九九九年某一天，我的心情跌落到谷底。當時我人在塞多娜，正和某個被我接地過的傢伙坐著談話。他正在告訴我，接地後他的感覺有多棒，這對他的生活又有多大影響。他的話在我心中燃起了一些火花，也讓我振奮了起來，我對他說道：「接地也讓我覺得好過許多。其他人的感想也一樣，一切都是眞的，我不是在編故事。也不需要什麼『假如』、『但是』之類的附加條件。我一定要找出這個現象背後的眞相。」

懷抱著新的決心，克林特打包動身，開著露營車來到了加州，化身成試圖破案的業餘偵探。當時他的計畫是在那裡待上幾個月，希望能找到這方面眞正的專業知識來源，向幾個專家請教，或是弄清楚該如何量化他的發現。

科學門外漢，意外踏入電醫學的世界

克林特所做的第一件事，就是試著到南加州挑起睡眠研究學者的興趣。他親自登門造訪，自稱有電工背景，觀察到一些與睡眠、疼痛相關的有趣現象，而且也目睹了神奇的療效。他說，他希望找到專家證實他的觀察。

在尋找專業知識的旅程中，他自覺就像是海萊因（Robert Heinlein）的科幻名作《異鄉異客》（*Stranger in a Strange Land*）的主角，身處在另一顆行星上，不會說當地的語言，當地的人也不懂他在說什麼。

你可以想像我踏進某個學者或醫生辦公室時的情況（假設我順利踏進他們門口的話）。辦公室裡掛滿了證書與獎狀，眼前的專業人士花了許多年才成爲個人領域的專家，而我卻出現在這裡，完全不曾接受過那些專業領域的正式訓練。那些專家滿口都是我沒聽過的生物學名詞，但是當我提及我了解的電學觀念，像是電壓、電場、接地、體內的正電與負電時，他們的反應跟我聽到他們的專業時一樣茫然。

但是溝通不良還只是問題之一而已。另一個問題是碰上這種與常識不符，而且又沒有過去研究佐證的事，大部分科學家或醫生都不願意跟其扯上關係，也不想出借自己的名字。某個科學家甚至還當著克林特的面往椅背一靠，嘲笑著說：「你真以為我會相信在地上打釘子，連到鐵製的床墊上，在上面睡一覺就能改善疼痛？」他說這種事就算被刊載在《新英格蘭醫學期刊》（*New England Journal of Medicine*）上，他也不會相信。還有一個醫生說，就算此事是真的，他又何必告訴病人，只要脫下鞋子，就能免費讓身體變得健康？另一個醫生則要克林特提供所有跟身體接地有關的已發表研究，才會考慮花點時間去了解。有個啞然失笑的學者還反問克林特，知不知道做研究要花多少成本。他告訴克林特，要完成真正的科學研究到公開發表，得花上五年時間、五百萬美元，那還是指如果研究能做到最後的話。

他接觸的大部分專家都很有禮貌，但是沒有人對他說的話感興趣。每個都客客氣氣地把他送出門，祝他好運，他就是在那時下定決心，要自己來完成第一個研究。

滾動科學這顆大鐵球，我們辦到了

然而，事情並不是毫無希望。在某間大學的睡眠研究室中，克林特好不容易才和一些態度友善的學生談上話。學生們說願意指導他做研究，但是當時他還毫無頭緒。首先他得搞清楚，要如何讓受試者接地夠長的時間，長到足以發生讓他測量到的變化。一般人總是無法長時間停下來，他們太忙了。

所以克林特想起自己的經驗，意識到唯一的辦法就是測量晚上正在睡覺的人，那是人們唯一長時間停下來的時候，也是進行測量最合乎實際的做法。看來採用某種可用的床墊，會是他最好的選擇。但前提是，他得設計出更耐用的墊子，不能只用他拿來給自己和朋友接地用的臨時金屬膠帶格柵。

> 我連絡了一家爲電子業製造絕緣設備的公司，訂做了某種有導電性的纖維材料，然後把它們黏上一乘二呎的羊毛墊上，好讓受試者將墊子鋪上床，直接睡在上面。我在每塊墊子上都加了金屬釦，方便爲墊子接上導線，連到打進臥室窗外地裡的接地棒上。完成墊子的設計後，我得開始找受試者了。

可想而知，沒有醫生願意把病人借給他做實驗，所以他得自立自強了。有一天，他在理髮時有了尋找受試者的靈感。他聽到理髮店裡其他人在討論自己的健康問題，心想這裡可能是個尋找志願受試者的好地方。當下他就說服了髮廊老闆娘，讓她先試試接地的效果。

> 我給她安裝了我的接地墊，她的反應不錯，表示自己睡得好多了。興奮的她爲我找

了幾個她的常客參與實驗，當時我人在加州的文圖拉（Ventura），我也到當地十家美容院發傳單，就這樣找到了其他志願者。

有一位護士自告奮勇，幫了我大忙。透過她的勸說引見，我得以進入陌生人家中，解釋接地墊的功用，將它們裝在他們床上，再將墊子接到我插在他們臥室窗外地上的接地棒上。我做的事跟一般醫生的到府看診顯然不太一樣。到最後，我總共爲七十個人安裝了接地床墊，其中三十八名是女性、三十二名是男性，他們都有睡眠障礙，還有各式各樣的關節與肌肉疼痛症狀。

克林特聽從睡眠研究室的學生建議，將志願者分成兩組，一半的人睡在眞正接地的墊子上，另一半則是對照組，他們睡的墊子看起來像是連到接地棒上，但是他在上頭加了隔片，阻斷電流傳導。志願者並不知道自己的墊子到底有沒有接地，克林特是唯一掌握實情的人。

幫忙的護士在爲期三十天的實驗期間與志願者互動，收集資料，然後他們將實驗結果寫成觀察研究，在二〇〇〇年發表在期刊《*ESD*》上。那是一家網路期刊，專門刊載有關靜電放電的文章、技術論文、新聞、書籍報導。他們得到的結果相當驚人，底下是他們比較接地組與對照組後的結果：

- 八五%的人可以更快入睡。
- 九三%的人表示晚上睡得更好。

- 八二％的人感到肌肉僵硬得到顯著舒緩。
- 七四％的人感到慢性背痛與關節痛消失或改善。
- 所有人都表示一覺醒來後覺得休息更充分了。
- 七八％的人表示健康獲得改善。

有幾位志願者改善的症狀出乎意料之外，效果相當顯著，像是氣喘、呼吸道問題、類風溼性關節炎、高血壓、睡眠呼吸中止症、經前症候群等等，也有志願者表示臉潮紅的症狀改善了。

接地，神奇的止痛貼片

一位女性志願者的手掌與手臂患有嚴重影響動作的類風溼性關節炎，使得她行動不便。克林特本來想測量她在臥室時身上有多少電荷，所以請她握住一個小型的手持測量儀，但是她辦不到。她的關節炎太痛苦，也太嚴重了。爲了得到測量數據，克林特在她的前臂黏上一塊電極貼片，這是醫生測心電圖時使用的，然後再用鱷魚夾將貼片連到外面的接地棒上。接下來他將鱷魚夾接上再拔下了好幾次，以測量她身上接地與未接地時的電荷變化。爲她安裝接地墊時，克林特邊工作邊和她聊了快十分鐘，突然那位女士說手臂的疼痛好多了，然後要他把那塊貼片接到另一隻手臂上。過了幾分鐘後，她又說這隻手臂的疼痛也好多了。

離開她家後，我馬上連絡幾個我知道有關節炎和其他疼痛症狀的朋友，交給他們電極貼片、接地線材，還有接地棒。我想知道我能否再現這種改善局部疼痛的神奇效果。結果令人吃驚。他們每一個人都回報，實驗部位的疼痛迅速改善了。其中有幾個人將我那套設備稱爲「神奇止痛貼片」。這是我頭一次發現，像這樣將身體局部接地，可以達到神奇快速的止痛效果，簡直就像在火上澆水一樣。

這件事讓克林特大受鼓舞，但是仍然沒有任何科學家願意跟他認眞討論此事。那些學生夥伴告訴他，他們需要更多實際資料來佐證他的理論。他們說光是觀察報告還不夠，還禁不起嚴格的科學審視。

一開始克林特認爲，他體驗到的正面效果是來自於消除體內靜電，隔絕環境電場對身體的影響。後來證明這個假設完全沒錯，但只是部分原因而已。

進行第一次實驗時，他每到一個志願者家裡安裝接地系統，一定會測量他們躺在床上時身上的電位，並在安裝墊子前後各量一次。當他量到身上電位特別高的人時，總是心想，這個人的實驗結果一定會很不錯。

有一天克林特碰到的志願者是一位六十五歲的老先生，他有長期疼痛的困擾與睡眠障礙。他的床附近沒有任何電器，地板也是光禿禿的水泥地。測量時，他發現老先生的身體電位接近零，幾乎不帶任何電荷。當時他心想，從這個志願者身上大概得不到任何結果。但是到最後，老人家回報的結果卻和那些身體電位偏高的人一樣好。因爲這個案例，克林特才初次察覺，他和其他人體驗到的神奇療效很可能與靜電無關，純粹來自接地。這個可能性讓他停下了腳步。他得把所有跟地球電流相關的東西都先弄清楚。

比方我學到，地球表面總是帶著負電，換句話說，地球表面有大量的游離電子。這些電子可以自由移動，抵銷正電。在自然界中，閃電就是負電抵銷正電的最好例子。

如果為別人接地可以減輕他們的慢性疼痛，那是不是代表疼痛與正電相關？我開始為處於周遭電場較低或趨近於零的人接地，重複實驗的結果證實，只需透過接地就能改善疼痛。結果非常一致，無論周遭電場環境為何，接地都能減輕疼痛。一直到後來我才發現，慢性疼痛與發炎之間的關係，以及電子所扮演的角色。

接地能平衡壓力荷爾蒙

克林特的第一份研究報告發表後，環境電場與健康風險的關係，在研究者與醫療從業人士中掀起了熱烈討論。

南加州的莫里斯·蓋利（Maurice Ghaly）是退休的麻醉醫師，對電場研究相當感興趣。克林特把研究結果告訴他後，他一開始認為內容全是胡說八道，並表示他願意親自證明其中的錯誤。在他看來，光是接地根本不可能達成克林特所宣稱的效果，所以蓋利醫師決定自己設計一套先導性研究。

他決定測量人體在接地狀態睡眠後，二十四小時內的皮質醇分泌變化，實驗期間約為數週。皮質醇有「壓力荷爾蒙」之稱，當你煩惱、害怕、緊張時，體內的皮質醇濃度就會上升，從而刺激自律神經系統的分系——交感神經系統，使身體呈現戒備狀態，在需要時可以戰鬥或逃跑，也就是進入所謂的「戰—逃模式」。直到戒備解除，壓力下降，皮質醇的濃度才會恢復正常。生活如果受到普通事物，像是金錢、工作、人際關係等問題影響，持續處於壓力狀態，也會造成皮質醇濃度上升，而且遲遲不降，導致體內交感神經過度興奮。

在今天這個社會中，皮質醇長期濃度過高是壓力的典型指標，已證實會造成許多健康問題，比如睡眠失調、高血壓、心血管疾病、免疫反應低落、自體免疫疾病、情緒障礙、血糖濃度失調等。而上述壓力也會使身體容易發炎。

克林特的第一份研究屬於主觀報告，資料來自被接地受試者的反饋。這一次他們要測量的是體內特定物質的濃度，對接地的生理影響做客觀的測量，這在科學嚴謹程度上是一大進步。爲了這次研究，克林特需要比上次更耐用的墊子，所以他又設計了一塊更堅固的床墊，足足可以鋪滿整張床。

他們召募了十二名受試者，每個人都有睡眠失調、疼痛、壓力過大的症狀，他們在新的接地床墊上睡了八個星期。在實驗開始之前，受試者先在二十四小時內每隔四小時量一次皮質醇濃度，然後在實驗日程到了四分之三時，再重複一次爲時二十四小時的測量，測量方法是標準的唾液測試。在實驗進行中，受試者還必須每天回報他們的身體狀況。

這份研究結果發表於二〇〇四年的《替代和補充醫學期刊》（*Journal of Alternative and Complementary Medicine*），結論相當重要：在睡眠中接地，可以調整皮質醇的分泌，使其更接近自然的節律，也就是在早上八點時濃度最高，半夜時濃度最低。七十三頁圖就是實驗組皮質醇變化的戲劇性結果。而在主觀報告上，受試者也反映睡眠品質改善，疼痛與壓力也減輕了。更令人吃驚的是，這些改善通常都在接地睡眠後的頭幾天發生。左列是這次研究的簡單總結：

- 除了兩人之外，受試者的皮質醇分泌曲線全都變得更趨近自然狀態。例外的兩人中，有一人本身分泌就很正常。
- 十二名受試者中，有十一名表示他們入睡的速度變快了。
- 十二名受試者全都表示夜間醒來的次數變少了（從平均二·五次降爲一·四次，降幅達四四%）。
- 十二名受試者中，有九人表示覺得精神變好，疲勞改善，白天更有活力。另外三人則表示無差別感受。
- 在原本十一名表示疼痛影響他們日常活動的受試者中，有七名表示狀況改善，只有四名表示沒有差別。
- 十二名受試者中，有九名表示感到壓力減輕，較少受焦慮、沮喪、易怒等情緒困擾。有兩名表示沒有差異，一名表示壓力變嚴重了。
- 七名有腸胃問題的受試者中，有六名表示狀況改善。
- 六名有經前症候群或臉潮紅症狀的女性受試者中，有五名表示症狀改善。
- 有顳顎關節痛的受試者中，三名全都表示症狀改善。

重回皮質醇分泌的自然曲線

一般沒有壓力的人，皮質醇的二十四小時分泌曲線會遵循著可預測的模式，也就是半夜十二點時最低、早上八點時最高（圖A）。接地前的曲線圖（圖B）顯示受試者之間的分泌週期差異極大。圖C則是這些受試者接地後的皮質醇分泌曲線，可以看出模式產生變化，而且濃度也穩定多了。有七名受試者的夜間皮質醇濃度原本介於高至過高之間，實驗後皮質醇濃度降幅為五三・七%；六名受試者在早上八點的濃度平均提高了三四・三%，有兩名受試者原本在早上八點時皮質醇濃度異常高，實驗後也降了三八%。（資料取自二〇〇四年《替代和補充醫學期刊》）。

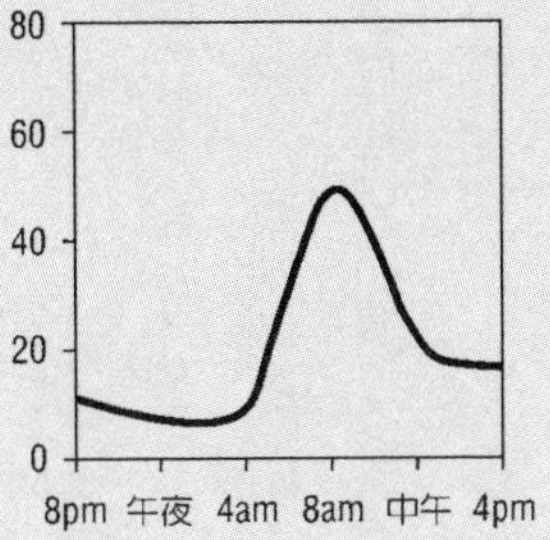

A

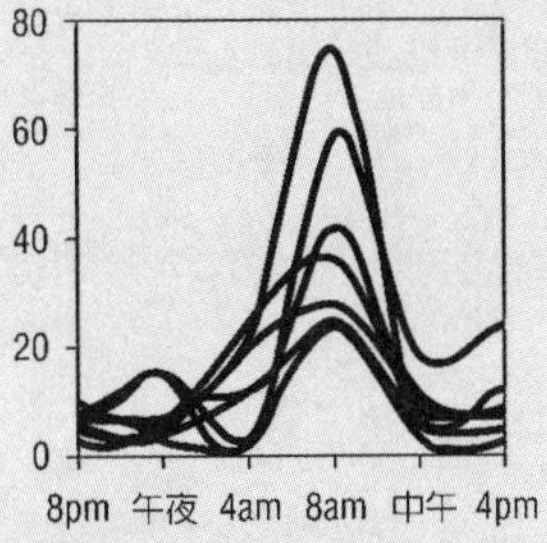

B

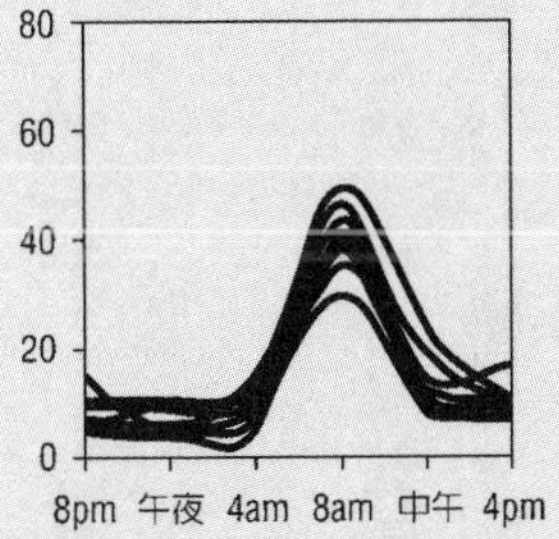

C

接地與睡眠的關聯

這次研究還帶來另一項有趣的發現，雖然沒被寫進研究報告裡，卻的確為接地的許多好處提供了更多證據。在受試者當中，有八人體內褪黑激素濃度上升，幅度在二%到一六%之間。有三名受試者濃度維持不變，一人濃度下降了六%。這個發現令人興奮，因為褪黑激素是一種重要的荷爾蒙，可以幫助調節睡眠與其他生理節律，而且還是強效的抗氧化劑，有抗癌效果。

從克林特最初進行接地實驗後，也就是從他親身體驗到接地效果開始，接地對改善睡眠的功效就非常顯著。這可不是件小事。我們都必須好好休息，才能讓身體從每天活動中修補恢復，這就是大自然設下的規定：休息和活動有其循環。

看到接地對幫助入眠的效果後，克林特開始收集睡眠障礙的資料。他讀到一篇《新聞週刊》上的文章，標題是〈尋找睡眠〉，裡面提到光是在美國就有約七千萬人有睡眠障礙；〈我睡不著覺〉更是《商業週刊》二〇〇四年某期的封面故事。從這些報導，還有其他來自全世界的睡眠相關文章中，克林特了解到高品質的睡眠可以全面改善健康，而睡眠障礙則正好相反。

他另外還得知，在一九七〇年代早期，研究者已經提出幾項行為有助於延長壽命，清單上排名第一的就是睡眠，接下來則是運動、吃早餐，還有少吃零食。另外過重、抽菸、節制酒精攝取量也在相關因子之列。後來研究者又發現，睡眠不足可能會導致細菌生長，而充足的睡眠則可能抑制細菌。到了更近期，研究者則發現，剝奪睡眠，哪怕減少的量不多，也會造成體內發炎。顯然就算晚上只是少睡幾個小時，也會造成免疫系統攻擊健康的組織與器官。其他新研究則顯示睡眠不足可能造成憂鬱症反覆發作。

透過這樣不斷四處搜集資料，克林特得知自從一九五〇年壓力醫學之父漢斯・賽萊（Hans Selye）提出他開創性的研究後，醫學研究人員都相信，皮質醇分泌失調與發炎造成的疼痛有關。事情越來越清楚了。克林特開始相信，接地是非常重大的發現，可以在諸多方面讓人們的生活變得更好。

就是這個夢想讓我不斷持續前進，因為老實說，有很多次我都覺得眼前的挑戰難以克服。我只是個無名小卒，名字前面沒有什麼響噹噹的頭銜，甚至連高中都沒上過，但是我卻得向整個科學界證明接地這個全然未知的概念。

琳瑯滿目的接地產品

克林特的第一份睡眠研究結果在二〇〇〇年公開後，興起了一陣風潮，許多人都找上他，問他要睡眠床墊。突然間，他的「半成品」有了市場需求。當時他還沒意識到，不過不知怎的，他已經被看成是設計接地床墊的專家了。隔了一陣子後，他開始為運動員接地，他們不想要完整尺寸的床墊，因為不好攜帶。他們要的是可以捲起來塞進包包，在外比賽時方便攜帶的大小。「復元睡袋」因此而生：那是將棉布縫成跟睡袋相似，裡面再織進導電銀線的產品。

接地產品的設計動力來自那些有需求的使用者，還有克林特自己對推進科學研究的熱情。這一切都始於最初那卷導電膠帶，還有連上接地棒的導線。當他還在亞利桑那州時，他用在自己、朋友及其他好奇者身上的裝備，只是臨時湊合出來的，一點也不複雜。但是隨著風聲傳開，人們開始想要更精緻的設備，有人想要床單，所以克林特開始向紡織工業的專家討教。一開始他是在聚酯纖維裡加進碳線，但是沒人想要聚酯纖維產品，所以他改成在棉布裡加進有導電性的銀線，這項改進的研發費用超過一百萬美元，而且花了他三、四年工夫。

我得先找到製造商，請他們克服對他們來說只是找麻煩的技術問題，然後不斷反覆測試。剛開始做出來的都只是試做品，成本非常高，而且大多數時候，我都是免費送給運動員、醫生、研究相關人員和他們的親戚之類的人使用。療效很快就傳開了。我會處理完某個型號，再多訂購一些，然後又另外訂一些沒用過的新材料，從頭開始應付另一輪熱烈的訂購與詢問。我做夢也沒想到，自己居然會踏進寢具製造這一行。

在剛開始那一陣子，很多醫生開始為了病人向克林特訂購產品，當中有一位打電話問他有沒有「半張床大」的墊子。因爲另一半有意見。

原來是這麼回事：如果買墊子的是女性，她的丈夫通常會很不高興，聲稱他一點都不想碰這玩意兒，還說買這種東西不過是浪費錢。如果買墊子的是男性，他的妻子就會說丈夫瘋了，別把那種東西鋪到她那半邊的床上去。而且在研發當時，一般風氣是床上鋪的床單針織數越高越好。一開始是三百、六百、一千二，後來甚至出現了針織數二千四百的床單。據說針織數越高，床單就越奢華柔軟，質地也越細膩。這種說法盛極一時，但是也有些專家認爲，針織數拉高，只不過代表價格也可以標得更高一點而已。克林特有感而發地說：

不管怎樣，我都被這種風氣擺了一道，因爲無論你推出的東西效果再好，只要針織數不夠高，就代表不夠時髦。另外一個問題就是床單必須精心配色，好搭配室內裝潢與色調。在一般婚姻中，床上發生的任何事都必須經過女方同意，所以男士不能隨隨便便就把其他東西帶上床——哪怕那個東西對健康再好也一樣。

我實在是受不了這些不相干的外部問題了，於是有天我下定決心，就做一種半張床大、可以橫鋪在床尾的墊子好了。這樣就可以接觸到腳，效果就像光腳走在地面上一樣，提供足夠的赤足接觸。要是配偶碰都不想碰這東西，也可以把這床墊轉個九十度，只鋪在你那半邊的床上。這種半幅床單不但解決了我一大半困擾，也達成使命，減輕了許多使用者的疼痛問題。

6 全新的地球身心科學，醫界的新希望

史帝夫．辛納屈（Stephen T. Sinatra）是整合心臟科醫師，在治療病患時會同時運用一般心臟科技術與替代醫學，這種做法收效極佳，更重要的是對病患也大有好處，因爲治療重點在於細胞的新陳代謝，尤其是那些每天必須不斷搏動，將血液打入身體總長達六萬英里血管的心臟細胞。他在治療中用上許多出色的營養補給品，像是輔酶Q10、肉鹼（carnitine）、鎂等，以促進細胞代謝，幫助它們製造人體所需要的能量。

許久以前，大概是我開始行醫後十年左右，我開始逐漸察覺某個奇怪的規律：在滿月或是太陽閃焰活動的旺盛期，上門看診的病人會增加，而且問題大都是心律不整與心絞痛。我已經不記得自己爲何會把這些症狀跟天體運行聯想在一起了，大概是哪個病人在看診時說了什麼話吧，而且我也不知道應該如何解釋這個現象。總而言之，我的好奇心被挑起了。我開始搜尋相關資訊，從此一頭栽入了電子醫學（electromedicine）的神奇世界。

辛納屈醫師所說的「電子醫學」聽起來有點突兀，不免讓人聯想起科學怪人、怪博士、金手指（Goldfinger）之類的反派，還有一大堆劈哩啪啦，脫離現實的詭異機器。但電子醫學其實是已經廣獲承認的概念，最常見的應用就是心電圖、磁振造影等不可或缺的診斷工具。還有一些設備在醫界被重視的程度較低，但是也逐漸爲人接受，像是治療疼痛與肌肉骨骼病變的脈衝電磁場治療儀等。

用來緩和疼痛的電氣療法——經皮神經電刺激（transcutaneous electrical nerve stimulation, TENS），也已存在多年了。透過研究與請教專家，辛納屈醫師越來越了解，爲什麼發生在天上的電磁事件會讓地球上的人體產生反應。這種反應可能有好有壞，而且影響及於心臟、大腦，還有身體其他部分。當然，我們這些地球人並未與宇宙其他部分隔絕，會影響我們生理作用的，上自銀河與太陽的能量，下至局部人爲的電流與電場都是。

> 所有生物都是生物電能的集合體。基本上，不管此事是好是壞，人體所有功能都是電流迴路的動態組合。人體最重要的帶電體之一就是心臟。每次心跳都是由心臟肌肉的電流訊號所引發，在醫生那裡做的心電圖就是這些訊號的紀錄。這些訊號在你活著期間從不中斷，每次都透過心臟迴路傳導，引發心臟收縮，將血液打進心室，流至你全身。
>
> 心臟疾病會干擾正常電流訊號傳導與血液輸送，舉例來說，當電流傳導出錯，也就是發生所謂心律不整時，心臟就無法有效地泵送出血液。由於心臟運作原理與電流息息相關，要是有什麼電學概念能爲心血管系統帶來好處，身爲心臟科醫師的我當然會很感興趣。

二〇〇一年，辛納屈醫師受邀到聖地牙哥一場電醫學研討會演講，並在那裡認識了克林特・歐伯。當時克林特剛完成他的第二份研究，也就是接地對皮質醇濃度與壓力的影響，正想找個對電醫學有興趣的心臟科醫師談談，所以專程到研討會上去見辛納屈醫師。他們聊了一會，辛納屈醫師馬上就被克林特的論點吸引住了。然後他到克林特的露營車上拜訪，討論了更多細節。當時在場的還有另一名醫師及一位研究人員，研究人員身上還戴著一條手環，這是克林特新研發、可以測量血管彈性的手環。克林特當場爲他們一一測量了血管彈性——血管越健康，彈性就越好，而血管僵硬窄縮則會導致高血壓與心血管疾病。辛納屈醫師測出來的數據很不錯，但是比他大上兩歲的克林特，測出來的數字則是漂亮到讓他嫉妒。辛納屈還記得自己當時心裡是怎麼想的：

這傢伙測出來的結果怎麼會比我好？畢竟我是個著名的預防醫學專家，還成天寫書和電子報鼓吹健康生活方式呢！但是克林特用他一貫的低聲說道，他相信自己的漂亮數據是他整天接地的結果。他在睡覺時接地，而且只要有機會就赤腳走路。克林特還跟我說，醫界和科學界對接地現象漠不關心，讓他覺得非常氣餒，要擠進科學窄門讓他吃足了苦頭。

新療法，醫界的新希望

眞要說的話，我覺得打開這扇全新治療之門的他，才眞是讓大家跌破眼鏡。在我行醫數十年間，聽過無數次具啓發性的演說，全是由最偉大、最受敬重的醫學專家所發表，其中包括醫生、科學家、教授、諾貝爾獎得主。但是，克林特·歐伯完全不是上述任何一種人。他說他「只是」個搞有線電視的傢伙，偶然發現了可以減輕身體痛苦的方法。他的謙虛與善心讓我印象深刻，他是個懷抱使命的人。以我個人來看，他的重大發現不但可能對心臟醫學有重大貢獻，而且還能造福整個醫界。當時他才剛開始研究，能用來支持自己觀察結果的科學證據非常有限。但是身爲心臟科醫師，我認爲他的觀察相當有道理。

此外，辛納屈醫師的直覺也告訴他，這是個令人興奮的重大發現，正中問題核心。多年來，他不斷研究抗氧化劑，也寫了許多有關這方面的文章。他在執業時發現，像CoQ10這類抗氧化營養品，在臨床上可以讓病患復元速度大幅改善，所以他也很好奇，克林特的發現和抗氧化劑與發炎現象是否相關。

大概在那一年多前，哈佛的研究團隊才剛公布強烈的相關證據，指出慢性發炎是動脈病變的主因，會導致血流受阻，妨礙養分與氧氣輸送至心臟與大腦，導致心臟病與中風。所以在我碰見克林特那陣子，發炎與抗氧化劑是我常常想起的問題。我問他有關發炎的事：接地可以減輕發炎嗎？如果可以的話，接地可能會成爲對付心臟病這種導致最多美國人死亡疾病的新武器，還能對抗諸多與發炎相關的常見症狀。

但他們兩人都不知道答案，不過克林特允諾說他會試試看。然後他做到了——一開始是單打獨鬥，後來則得到一位優秀生物物理學家的幫助，那就是詹姆斯·奥許曼（James Oschman）。

地球身心醫學，人體保健新領域？

克林特以他對電力以及經營有線電視時接地的經驗爲基礎，開始專心研究起生理學與免疫系統。很快的，他就把這些不同領域給結合在一起了。電氣工程師知道，地球的表面充滿不斷搏動的游離電子。醫學專家不曉得這件事，但是他們知道，人體基本上是導電的，而自由基分子會吸引電子，將電子從其他原子那裡奪走，這就是造成發炎、破壞身體組織、導致疾病的根本原因。

克林特的理論是：如果接地能夠緩和疼痛，一定是因爲造成發炎的自由基減少或得到中和，減輕了發炎時的痛苦。而關鍵就在於，地球的游離電子撲滅了發炎的火頭。

有一天克林特打電話給辛納屈醫師，興奮地告訴他另一個接地有助健康的重要解釋。他說，接地「不光是」能夠調節皮質醇濃度，達到改善睡眠、減輕壓力的效果，透過光腳接觸地面或接地墊，還能讓游離電子流入體內的導電迴路，撲滅發炎。發炎會導致疼痛，受到疼痛折磨的人接地後都覺得痛苦減輕了。對克林特來說，這其間的順序很簡單，那就是：接地→症狀好轉→疼痛減輕→身體就此康復。

人們都知道身心靈醫學的概念，我自己已經運用這概念行醫多年，但在克林特之前，我從來沒聽過地球身心醫學這個概念。在我看來，這是另一項指標性的發現，是難得的重大突破，是名副其實「地基」穩固的電醫學，千百年來的醫學祕密就在我腳下。對我而言，克林特找到的是最天然的消炎劑，也是最終極的抗氧化劑。

接地睡眠與釣魚

認識克林特之後，辛納屈醫師也拿了一套他製作的接地床墊試用品，開始在睡覺時接地，取得的效果非常深遠。他跟妻子兩人都更容易入睡，到現在還在使用那塊墊子。

二〇〇二年，辛納屈醫師在自己的健康電子報裡提到接地睡眠，有些讀者也訂了幾套使用。其中有人特別花時間回報，他告訴辛納屈醫師說，接地墊改變了他的生活。後來辛納屈也參與了克林特的研究計畫，聽到一些受試者心臟狀況改善的報告，因而越來越清楚，接地在對抗心臟病上可能具有的驚人潛力。至於辛納屈醫師本人的經驗談是：

我常常出門在外，發表演講，參加醫學研討會，而在旅館的睡眠問題總是令我頭痛。後來克林特設計了方便攜帶的接地床墊，從此我出門在外時也可以像在家一樣接地睡覺。現在我出門時一定會帶上我的墊子，而且我也總是盡量找機會赤腳走路。

多年來我一直有牛皮癬不定時發作的困擾，那是一種常見的皮膚發炎反應，在我小腿與手肘附近盤踞不去。我已經注意到，每次我到佛羅里達州海岸從事我最愛的休閒活動——毛鉤釣魚後，牛皮癬總是會有好幾個禮拜消失無蹤。我把這個現象歸功於戶外的陽光、充足的維他命D、海水的礦物質，以及擺脫了心臟科診所繁忙行程的壓力。釣魚時，你得花上好幾個小時，穿著白色沙灘拖鞋，站在及膝的清澈海水中，甩著綁有毛鉤的釣竿釣魚。直到認識克林特之後，我才想到我的牛皮癬改善還可能有另一個理由，那就是赤腳站在高導電性鹹水裡的我，其實是處於接地狀態，在我釣魚的同時，我其實是在給自己進行接地治療。現在因爲我在晚上睡覺時接地，我的牛皮癬已經無影無蹤了。

我的釣友，來自紐約斯卡斯代爾（Scarsdale）的鮑伯．妥夫（Bob Tolve），聽我談起接地以後，跟我分享了一個有趣的小故事。鮑伯六十三歲，跟我年紀相當，已經從事建築業多年。在他年輕剛入行時，他曾經和一群來自挪威的木匠共事過一陣子。他還記得那群年紀較長的木匠告訴他，要是想在這行幹得久，就要像他們一樣：每天早上第一件事就是出門到還潮溼的地上赤腳走一會兒，這樣可以消除這一行的各種疼痛。鮑伯一直沒有忘記這些話。

PART 3

接地的醫學原理與實證

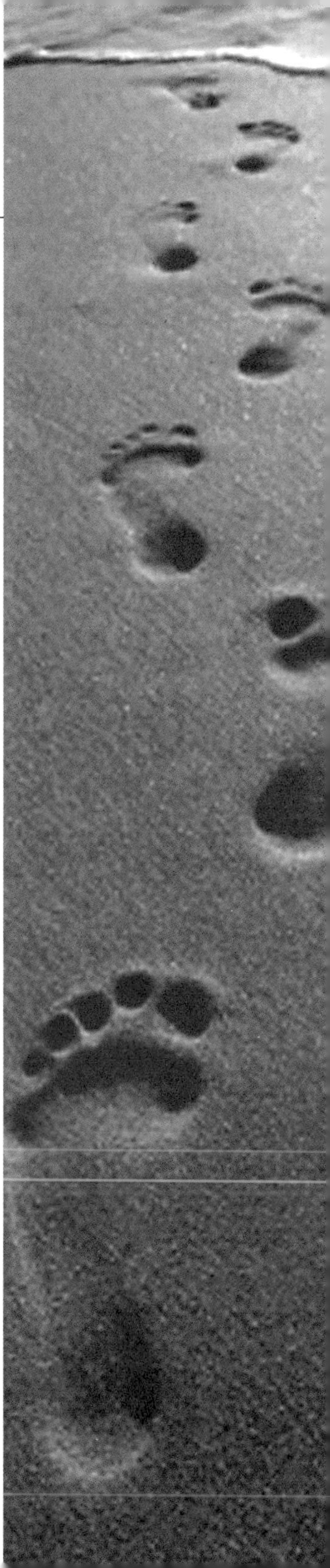

7 接地氣，消除自由基：大地是最佳的天然抗氧化劑

大地是天然的消炎劑，而地球本身就是這個星球上最大的電子捐贈者，這對你來說有什麼意義？

你只要想像一下，有一群強大的隱形游離電子部隊，從地球表面馳騁而來，抵達你體內各處，以優勢武力將那些導致發炎的自由基一掃而空，消除因缺乏接地而產生的電子不足症狀，使身體能夠開始復元。

身體的發炎、病痛，都只是缺乏電子的徵兆，只是程度不同罷了。而解決之道近在眼前，就是你身處其上的大地。

二〇〇〇年，有個朋友問克林特．歐伯，能不能爲一個患有嚴重類風溼性關節炎、臥床不起的老人家接地。那位老先生的手部、手肘、腳部，都已因過度發炎而嚴重變形扭曲，整日活在疼痛中，幾乎無法行動，就算勉強活動，速度也非常緩慢。當時他已經開始接受在家安寧醫療，那是爲預期存活時間不到六個月的病患所提供的服務。

歐伯答應會過去看看有什麼能做的。爲了將接地床墊鋪到那位老先生的床上，足足動用了三

個人才將他從床上抬起來，鋪好的墊子被連接到屋外的接地棒上。

後來大約過了十天，歐伯接到老先生的電話，請他再過去一趟。他說有隻松鼠把接地棒的導線咬斷了。

「你怎麼知道？」歐伯問道。

「因爲我到院子裡去，看到導線被咬斷了。」老先生回答。

歐伯大惑不解。一個纏綿病榻的病人，怎麼有辦法在幾天內就起床到院子裡活動？

「的確是這樣沒錯。」老先生堅持。「我到外面時看到了。」

吃驚的歐伯再度開車到老先生家裡，發現他正倚靠著大門等他，還告訴歐伯他覺得好多了。關於導線的事他也沒說錯，果然是被某種動物咬斷了。歐伯替他換上新導線。

老先生使用接地床墊一年後，歐伯從他的朋友那裡得知，老先生的狀況改善很多。現在他可以做點家事，照料火爐，甚至還能從屋外搬進木材。發炎腫起的部位已經消腫，老先生現在強壯得多，活動、說話時也有了活力。據老先生的朋友轉述，老先生說：「我覺得自己身上已經沒有病了。」後來他又多活了五年，在那期間每天睡覺都用接地床墊。這神奇的逆轉只不過是大地能量發揮功效，也揭露了一個一般人大都不知道的事實，那就是大地其實是現存最有效的天然抗氧化劑與消炎劑。

本章將解釋大地何以能治療人體發炎的理由，你將會了解，地球的療癒有無限潛能，可以爲我們這些遠離大地的社會重新注入健康，消除疼痛，不必落入砸下大量金錢從事醫療研究而疾病發生率仍然節節上升的窘境。

什麼是發炎？

從體能優秀的運動員到不運動的沙發馬鈴薯，每個人都會發炎，發炎面前人人平等。

發炎（inflammation）一字源自拉丁文的「inflammatio」，意思是著火。發炎是複雜的生理反應，也是身體對抗病原體、受損細胞、刺激性物質等有害刺激的反應。人體會試圖在發炎過程中移除有害或具威脅性的對象，並展開對受損組織的修復。要是沒有發炎這個現象，傷口與感染就永遠不會痊癒，而組織不斷壞死，最後將會危及到性命。

但是在我們將話題轉回大地如何消除發炎之前，先讓我們看看發炎到底是什麼。你的免疫系統保護你不受病原體的傷害，並在你受傷或動手術後幫助組織復元。當你身上某個地方出毛病時，就跟打電話報警一樣，你的身體也會發出警報，警鈴響起，頭一個反應的是白血球與其他特化細胞，它們直衝至出事地點。白血球就像警車一樣，不斷在你的身體組織中巡邏，防備著病毒、細菌、其他微生物，或是體內因創傷產生的受損細胞或內部刺激物。作爲武器，有些白血球會釋放大量的自由基（此過程又稱氧爆作用），以加速摧毀入侵的微生物及受損組織。

自由基聲名狼藉，而且你等一下就會了解箇中原因，但其實它們在身體中扮演著非常重要的角色。簡單說來，自由基是一種渴求電子的分子（它們需要一個或更多電子才能讓分子結構保持穩定）。你可以稱它們爲電子狂——它們熱愛電子。在正常狀況下，自由基可以從病原體與受損組織那兒奪走電子，這樣可以殺死那些你要從體內除之而後快的壞傢伙，分解受損的細胞以便移除。等修復工作告一段落後，由免疫反應產生的多餘自由基，就會被體內的抗氧化劑或游離電子所中和。

只要生病或受傷，就會在體內引發上述的反應，我們將這個過程稱爲「發炎反應」。你會因爲發炎而經歷下列這些熟悉的症狀：傷口變腫、發紅、發熱、疼痛，而且視發炎部位而定，活動能力也可能受到限制。

慢性發炎，其實就是體內的電子不足

發炎分爲兩種：急性發炎與慢性發炎。急性發炎是身體對抗有害刺激的第一反應，受傷部位會像剛剛描述的，湧進大量血漿（淡黃色液體，組成血液的成分）與白血球。這是好現象，是受傷時所必需的。

另一種則是慢性發炎，也就是長時間發炎的狀態。這是應該避免的狀況。慢性發炎意味著發炎部位的活動逐漸出現改變，身體一面破壞、一面修復組織，但大量有害的自由基卻侵入了周遭的健康組織。於是破壞與修復的競賽不斷延長，這會給身體帶來嚴重的傷害。自由基在免疫反應中無疑扮演著關鍵角色，但是任務完成後，自由基要是沒有及時退場，就會惹出大麻煩。好人突然變臉成了壞人，大肆破壞，硬是拆爛無辜的健康細胞，大家可以把它們想像成擺平小偷後，突然回頭反咬主人的惡犬。自由基持續攻擊健康組織，將其氧化，導致免疫系統進入超高速運轉模式，不斷派出更多白血球，結果製造出更多自由基。所以自由基才會惡名在外，科學家也因此一致同意，自由基是造成慢性疾病與老化的根本原因，更會加速老化，縮短壽命。

我們相信，正常發炎過程之所以會失控，是因爲我們失去了和大地的連結。現代人面臨了電子不足的問題。我們體內沒有足夠的自由電子來滿足因飢渴而作亂的自由基，於是自由基不斷攻擊相鄰的健康組織，導致不斷擴張的惡性循環。自由基毫不留情的攻擊引發了免疫反應，表現在身體上就成了慢性發炎。免疫系統失去控制，回過頭來攻擊主人，也就是你。

上述過程雖然有點簡化，但基本上就是這麼一回事。從而展開的毀滅過程可以默默且無止盡地持續數十年，導致許多難以對付的現代疾病。稍早之前我們提過一個描述此現象的科學字眼——發炎老化，現在你應該知道這個詞是怎麼來的了。

慢性發炎是萬病之源

慢性發炎跟疾病有關，此一學說是在二十五年前才開始爲人們所重視。當時兩位澳洲科學家，貝利．馬歇爾（Barry Marshall）與羅賓．華倫（Robin Warren）首度提出引發胃潰瘍的原因不是壓力或過辣的食物，而是細菌感染造成的發炎。這個發現讓他們兩人贏得了二〇〇五年的諾貝爾醫學獎，後來心臟病學也有了相關突破。

早在一八〇〇年代中期，知名的德國病理學家魯道夫．菲爾紹（Rudolph Virchow）就已察覺，血管受損發炎很可能是心臟病的原因之一，但這項主張在他在世時未受重視，後來亦逐漸爲人所遺忘。接著到了十九世紀中期至二十世紀之間，膽固醇理論興起，在那之後，如何降低膽固醇就成了醫界的狂熱執念，更爲製藥公司與食品製造業創造了數十億美元的商機。

但是醫學研究卻顯示，心臟病或中風患者中，有半數的膽固醇值其實是正常的。所以在一九八〇年代，有些心臟科醫師開始重新審視菲爾紹的發炎理論。而最新突破則來自二〇〇〇年開始的一系列重要研究，其中一項的研究對象是二萬八千名原本健康的停經後婦女。監控結果揭示了一項全新的心血管疾病風險因子：C反應蛋白（C-reactive protein, CRP），這是一種由肝臟生成的生化物質，會在體內有發炎現象時出現在血液中。C反應蛋白值最高的族群和最低族群相比，有心血管疾病的機率是五倍，中風或有心臟病的機率是四倍。據該研究小組表示，在那些不具傳統風險因子的婦女身上，C反應蛋白可以有效預測她們患上心血管疾病的風險，而且在含膽固醇在內的十二項風險因子中，C反應蛋白值的準確度最佳。

領導該研究的哈佛心臟學專家保羅．里德克（Paul Ridker）醫師表示：「就跟我們把類風溼性關節炎看成是發炎相關疾病一樣，現在我們也得把心臟病視爲由發炎所引起的疾病。」

據里德克醫師估計，大約有二五％的美國人膽固醇值爲正常或偏低，使他們誤以爲自己高枕無憂，但其實他們根本不知道自己C反應蛋白值偏高。這意味著有數百萬的人不知道自己未來罹患心血管毛病的風險偏高。

我們可以把動脈中的輕微發炎，視爲一團默默延燒的安靜火焰，不斷侵蝕周遭組織，最終導致血管變得脆弱，動脈斑塊破裂，直接引發心臟病與中風。C反應蛋白與發炎的關係，也解釋了爲什麼會有那麼多心臟病與中風患者的膽固醇值在正常範圍內。

另一種與發炎關聯越來越明朗的常見疾病，則是糖尿病。在第一型糖尿病，也就是影響未成年人的糖尿病中，身體的免疫系統會攻擊製造胰島素的胰臟細胞。胰島素是一種荷爾蒙，負責調節體內的血糖濃度，可以打開細胞的「大門」迎接糖分，將其轉換成能量。

研究也顯示，在第二型糖尿病，也就是最常見且患者多為成年人的糖尿病中，病變的原因是身體對胰島素產生抗性。換句話說，身體在製造能量時無法對胰島素產生正常反應。研究者相信，這背後的原因是脂肪組織（尤其是腹部脂肪）釋出過多的發炎物質。人們曾經一度相信，脂肪細胞缺乏活性，只不過是儲存能量的場所，不影響新陳代謝。但是現在我們已經知道，脂肪細胞是發炎的溫床，這層關係也解釋了肥胖為什麼會導致糖尿病。

除此之外，有些研究也顯示，食用某些食物可能會導致身體更容易發炎，增加糖尿病的風險。這些食物包括糖分與其他甜味劑較高的食物、精製麵粉產品、反式脂肪、含多元不飽和脂肪酸的植物油，以及加工過的肉類。

事實上，我們幾乎沒有一天不會讀到新研究，指出失控的發炎是某些疾病的根本原因。發炎相關疾病已經流行全球，當中還有許多我們這個時代所見最凶險的疾病，下表所列只是其中一些而已。

隨著與發炎相關的新發現不斷累積，研究者也收集了大量證據，顯示疼痛通常是由急性或慢性發炎所造成，也有疼痛專家主張，所有疼痛的根源都是發炎與發炎相關的反應。

許多醫師跟研究人員都疑惑，是什麼讓發炎這項風險在今天變得這麼常見？被問及發炎的起因為何時，哈佛的里德克醫師表示：「其實演化過程正在我們眼前上演。在過去，發炎可以幫我們適應環境，但是在現代社會的環境中，發炎反而不利於我們生存。」

慢性發炎對健康的影響

疾病	健康影響
過敏	發炎信使刺激組織胺釋放，造成過敏反應。
阿茲海默症	發炎的腦部組織形成斑塊，慢性發炎殺死腦部細胞。
肌肉萎縮性脊髓側索硬化症（俗稱漸凍人）❶	運動神經元受損，身體為了反擊啟動過度的發炎反應，造成運動神經元死亡。
貧血	發炎信使的攻擊干擾紅血球的製造。
關節炎	慢性發炎會摧毀關節軟骨，抑制關節中具潤滑緩衝效果的關節液分泌。
氣喘	發炎會造成支氣管阻塞。
自閉症	大部分的自閉症兒童都有腦部發炎現象。
癌症	發炎會使自由基增加，促使腫瘤成長，降低身體對抗異常細胞的防禦。
心血管疾病	發炎會使血液變得濃濁，引發動脈疾病，導致血管阻塞或血管斑，還可能形成危險的血塊，阻塞通往心臟與腦部的血管。發炎也會造成心臟瓣膜損壞。
第一型、第二型糖尿病	在第一型糖尿病中，發炎會導致免疫系統摧毀胰臟 β 細胞；在第二型糖尿病中，脂肪細胞會釋出發炎信使，造成對胰島素的抗性。
纖維肌痛	體內的發炎物質濃度過高。
一般腸道疾病	克隆氏症❷、大腸激躁症、憩室炎以及其他腸道疾病，都跟發炎有關，造成疼痛、干擾營養的消化與吸收，並傷害脆弱的消化道內壁。
腎衰竭	腎衰竭會抑制循環，傷害過濾血液的腎臟細胞。
紅斑性狼瘡	發炎物質引起自體免疫攻擊。
多發性硬化症	發炎物質攻擊神經系統。
疼痛	疼痛受器的啟動、疼痛訊號的傳遞與調節，以及神經系統過度敏感等問題，統統都與發炎的反應程度有關。
胰臟炎	發炎導致胰臟細胞受損。
牛皮癬與溼疹	表現症狀為發炎的皮膚疾病。

❶肌肉萎縮性脊髓側索硬化症，在美國又被稱為路格瑞氏症（Lou Gehrig's disease）。

❷克隆氏症（Crohn's disease）是一種發炎性腸道疾病，可侵犯消化道各部位。臨床症狀有腹瀉、血便、腹痛、體重減輕、食慾不振等，偶有發燒。

發炎與接地有關的新發現，或許是在告訴我們，過去幫助我們適應環境的機制之所以反噬，正是因爲我們失去了與大地的直接接觸，導致體內電子不足。

接地登場，重拾失落的環節

我們這顆行星上的陸地與海洋生氣勃勃，充滿無窮無盡、不斷補充的電子。只要直接接觸大地，我們具導電性的身體就能自然與地球達成平衡。打個比方，這就像是在給體內過低的電子油缸加油一樣。

要怎樣才知道我們的身體吸收了這些電子呢？有幾個方法可以證明。

第一是憑常識。地球本身帶負電，擁有用之不竭的游離電子。無論何時，只要讓兩樣可以導電的物體（比如你的光腳丫子和地面）彼此碰在一起，電子就會從電量高的地方流向電量低的地方，藉此達成兩個物體的電位平衡，這就是所謂的接地。同樣的，只要你將接地棒插入地面，就可以透過相連的導線，讓電子從大地流入物體之中。這個物體可以是冰箱，可以是屏蔽有線電視系統的防護罩，也可以是你。你的身體跟冰箱一樣，都具導電性。

自由基和電子不斷進行高速又極爲複雜的生化交互反應，許多自由基都被視爲帶正電的分子，但是有些其實不帶電荷，甚至帶著負電。這些活性極高的分子極爲渴求電子。而大地則能提供人體大量電子，減少或消除自由基過量所引發的發炎攻擊。

當尋找電子的自由基在你體內拉開戰線，即將大肆作亂時，要是在這時能與大地接觸，你猜會發生什麼事？答案是：帶有強大負電的大地，會徹底壓制渴求電子的小小自由基。

科學也證明我們的常識推論無誤。科學告訴我們，人體能夠傳遞動態的電脈衝。套句生物物理學家詹姆斯．奥許曼的話，人體有一套「生命矩陣」（living matrix）。細胞內部有名爲細胞骨架（cytoskeleton）的內部支架，連接從細胞核到細胞膜的細胞各部位。這套骨架的分子可以將細胞內部的能量與訊息傳遞至外界，也可以反向將外界訊息傳遞至細胞核與細胞最內部的地方。

同樣的，在細胞的外界環境，也就是你的體內從頭至腳也有一套網絡，由具傳導性的膠原蛋白及其他蛋白質組成，直接連接到每個細胞的細胞膜上。因此細胞內外部的生命矩陣形成了遍及全身的網絡，可供抗氧化的電子流動。這套網絡通道連接全身所有部位，包括神經系統與所有感官受器，也連接細胞的各個部分，包括所有細胞的基因組。這套傳遞訊息的系統無所不在，遍及人體內部每個角落，眞要說起來，這套系統其實正是人體最龐大的器官系統，它是打造所有生命架構的最基本「材料」。

如果你同意法國農業學家馬提歐．特維拉對所有生物的形容（我們曾在第三章討論過他的觀點），把自己想像成某種接收能量的「天線」，你就能看出我們在宇宙能量頻譜的位置是如何巧妙。我們和群星一樣，都沐浴在宇宙能量之中。

醫學利用生命矩陣的概念，發展出非常實際又有效的應用。醫生利用心電圖、腦電圖、肌電圖等電生理學與生物醫學儀器作爲診斷工具，監控心臟、大腦、肌肉的電流活動。這些儀器能追蹤從內臟到皮膚之間的導電通道，反向亦然。從內部讀取到的資訊，會從導電通道傳至皮膚表面，再由黏在皮膚上的電極貼片傳送至測量儀器。心律調節器、心臟除顫器、電針療法則是這種傳導的反向運用，亦即將電流從皮膚送至體內的組織與器官。

麥可．喬丹與生命矩陣

我們可以把生命矩陣想像成人體內部一種速度飛快的溝通網絡。諾貝爾獎得主、匈牙利生化學家阿爾伯特．聖捷爾吉是第一個發現維生素C功效的科學家，也是將量子物理用於解釋癌症的第一人。他的腳步一直都超前時代。一九四一年，阿爾伯特首度提出體內高速訊息傳遞系統理論，他將之稱為「電子生物學」。他表示：「生命的變幻如此迅速細微，實在難以用緩慢的化學變化及神經脈衝來解釋。蛋白質才是生命戲碼上演的舞臺，而有資格粉墨登場的，唯有能高速移動的微粒子，例如電子與質子。」

為了解釋生命矩陣內電光石火般的溝通速度，奧許曼博士以史上最偉大的籃球員之一麥可．喬丹（Michael Jordan）來舉例。這是季末賽的最後一場，時間來到最後幾秒鐘，比賽兩隊僵持不下，這時球當然傳給了喬丹。一瞬間，喬丹一躍而起，出手投籃。當鈴聲響起，比賽結束那一刻，球落入籃框，喬丹那一球快了一步進籃，為球隊拿下總冠軍。當球迷狂喜歡呼時，喬丹看向轉播鏡頭，面露微笑，聳聳肩，彷彿在說：「別問我是怎麼辦到的！」

電子是帶負電荷的最小粒子。目前科學家已經確認負電（電子）會受正電吸引。身體與大地若是相接，人體生命矩陣內的導電組織就會自動充滿大地的游離電子。當此現象發生時，人體內源自免疫反應的過量或殘餘的自由基就會像一首老歌裡寫的那樣，突然找到愛慕的對象（記住，自由基是渴求電子的）。自由基可以和充沛的游離電子結合，消弭它們的氧化發炎模式，從而中和電荷，解除飢渴，得到滿足。這有點像是把冰淇淋店的鑰匙交給小孩子，或是讓吸血鬼進入血庫一樣。

這些由免疫系統製造出來的自由基，原本有氧化健康細胞，並藉此掠奪電子的癮頭。但是有了來自大地的游離電子，它們的惡習自然消失了，原本的騷亂也平息了，而造成慢性發炎與自體免疫疾病的機制也跟著停下。身體自然地導電，將大地的游離電子帶入體內。換句話說，人體與大地的電位達成了平衡。根據我們的觀察與研究，與大地重新連結可以預防或減輕慢性發炎，對於消除疲勞及促進急性創傷、輕傷等症狀恢復更是屢試不爽。在本書第四部所收集的故事中，你可以讀到各種戲劇性的案例。

一般說來，接地可以迅速改善發炎造成的疼痛，有些急性頭痛甚至可在數分鐘內消除。慢性疼痛通常也只需二十到四十分鐘，即可大幅減輕。

接地對治療發炎與疼痛的效果有多驚人，在二○○四年與二○○五年一系列以熱成像法（thermography）所進行的研究就可清楚看出。熱成像法又稱紅外線成像法，是一種非侵入性的臨床技術，可以透過分析皮膚表面的溫度來判斷人體生理是否正常。這套技術利用複雜的電腦科技，解譯溫度資料後輸出影像，藉以判斷可能受傷或有病灶的部位。這套技術已經問世超過三十年，被運用在數以千計的醫學研究上，可以用其診斷的疾病，包括乳癌、糖尿病、神經系統與新陳代謝異常、受傷、頭痛及疼痛症候群、頸部與背部問題，還有動脈疾病。

國際臨床熱成像法學會主席威廉·艾瑪魯（William Amalu）在二十名病患身上進行接地研究。這些病患的主訴症狀都不同，包括慢性肌筋膜疼痛症候群、肌肉緊繃、韌帶扭傷、周邊神經病變、腕隧道症候群、關節炎、萊姆病❸、慢性鼻竇炎等。研究對象不是在辦公室內以導電貼片接地，就是在家裡睡在接地床墊上。透過令人吃驚的照片，研究結果顯示患者發炎和疼痛的症狀都有大幅又迅速的改善（見書前的彩色頁）。

有些患者才接地一次就感到症狀好轉。在二到四週內（每週接受二到三次半小時的治療），接受後續追蹤的案例中（占原本案例數量六〇%），高達八成的患者病情改善。這些病患在治療後數週或數月內繼續接地，病情持續好轉，甚至有人的症狀完全消失。

詹姆斯·奧許曼表示：「你的腳一接觸大地，或是你和大地一用導線相連，你的生理就開始改變了。身體馬上開始恢復正常，體內的反發炎開關立即啓動。人們持續發炎的原因，是因爲他們從不接觸游離電子的寶庫——大地，但游離電子確實能中和體內那些造成疾病、毀滅細胞的自由基。」

---

❸ Lyme disease 是由蜱傳播給人類的細菌感染性疾病，症狀包括高燒、頭痛、筋骨痠痛、全身抽搐以及紅疹，因此又稱為萊姆關節炎。

8 接地氣，讓你活得更久更健康

南加州的蓋頓・夏維爾（Gaétan Chevalier）是個精明幹練的生物物理與電生理學家，專長是體內的導電「通路」。他在二〇〇八年夏天進行了一項實驗，研究接地對人體各種生理功能的影響。在測試實驗設計的初步階段，他找了一位退休觀護人的朋友，到實驗室當「白老鼠」。受試者坐在一張可以調節椅背向後躺的舒服椅子上，然後進行接地，而克林特・歐伯則在一旁跟他聊天。夏維爾教授回憶道：

聊了幾分鐘後，我那個朋友提到他手部有嚴重的關節炎，這是我事前不知道的。於是克林特要他用一到十的程度來描述疼痛程度，十代表無法忍受的痛苦。我朋友表示他的疼痛在八到九之間。

克林特在他的雙手各貼上一枚電極貼片，接上一條和外面接地棒相連的導線。然後繼續聊天。大約半小時後，克林特問我朋友現在疼痛的程度如何了。

我朋友臉上閃過了驚訝之色。他突然察覺自己的疼痛程度減輕了許多。他說現在的疼痛程度大約在二到三之間，然後說：「太神奇了！我的手已經很久沒有這麼不痛了。」

夏維爾教授還提到他一位瑜伽老師的例子。那位女士的拇指患有嚴重的關節炎，就連拿杯子這樣簡單的動作，都可能突然造成劇痛，讓她連杯子都拿不住。

她到實驗室來，我們爲她接地約半小時。她離開時告訴我們，她一點都不痛了。我每個禮拜都會去上她的瑜伽課，幾個月後她告訴我，她拇指的疼痛再也沒有復發過。現在她每天至少在海灘赤腳散步半小時，睡覺時也進行接地。

早在研究者試圖用科學方法驗證接地功效開始，這樣的例子已屢見不鮮。早期研究的正面結果，讓學者設計出越來越細緻且深入的實驗，調查接地如何影響人體與人類複雜的生理現象。現在離第一次研究已經過了十年，正在進行中的研究已經開始整合這個神奇故事的片段，將其組織成具有多個面向的假說，而這些假說將對人體健康帶來深遠影響。我們將在本章中呈現一些目前爲止最重要、也最發人深省的結果。

接地的基礎理論

二〇〇五年，電氣工程師羅傑．艾普懷特（Roger Applewhite）發表的研究成果，證實了以下兩項重要事實：

1. 人體接地時，電子會由大地流入人體，也可以從人體流向大地。這個效果可以讓身體維持與大地相同的電位。

2. 接地可以大幅減少環境電磁場在人體內造成的交流電。

要介紹這項重要研究，解釋接地背後的基本物理，以及人體爲何是傳導大地充沛能量的天然導電體，就得使用電機專業辭彙，但我們會盡量用簡單方法來解釋。

艾普懷特是專爲高科技業與電子業設計靜電放電系統的專家。他的研究發表於期刊《歐洲生物學與生物電磁學》（*European Biology and Bioelectromagnetics*），其中記錄了一名受試者身上在接地與未接地時的電位測量結果。接地的方法則是在受試者身上各部位連接電極貼片，或是躺在接地床墊上。透過示波器測量，線路上的電阻有一端電壓下降了，這提供充分的證據，證明人體和地球會在接地時交換電子。

研究使用的特製高阻抗系統，分別測量在接地與未接地情況下，六十赫茲電磁場在人體內所製造的電位大小（單位爲伏特）。不管是利用電極貼片或是接地床墊，接地都能將環境造成的電位降低至少七成。從下圖中就可看出這驚人的效

在 60 赫茲模態使用導電貼片的接地效果

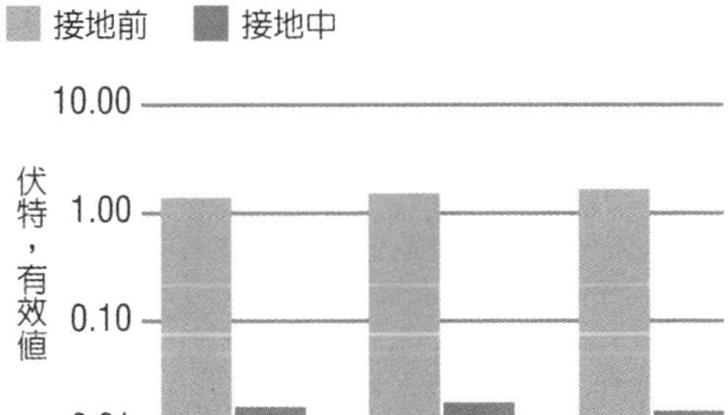

左胸	腹部	左大腿
1.24	1.30	1.32
0.017	0.019	0.016

上圖顯示，接地前與接地中，在人體三個部位所量到的環境電場差異極大。

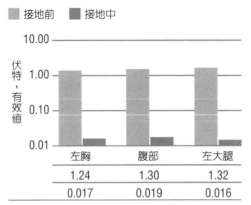

果。因此光從這項研究，我們就可以看出，與大地連接，不但能提供有益的電子，同時也能隔絕環境中的電場，避免體內產生干擾生理的電位。

接地大勝電磁場

近年來，針對人體暴露在人爲電磁場下對健康的影響，學界與媒體有不少討論。因爲大眾對這個議題深感興趣，所以接下來要花點時間，討論接地與這個議題的關係。

我們全都身處在看不到的人爲電磁場之海中。在家裡、辦公室、戶外，電磁場無所不在，這主要是由電力輸送網路所造成。在北美，電力網會製造震盪頻率六十赫茲的電磁場。就算沒有接上電器，牆壁裡的電線也會製造電磁場，至於它們對人體會造成什麼影響，則視電磁場的強度，以及因人因地而異。人體在沒有接地的情況下，電子與其他帶電原子會與緊鄰的電磁場互相作用，造成不自然的干擾。但是在接地時，大地的電子就能保護人體，阻絕這類干擾。

有些人特別敏感，會被環境電磁場嚴重影響。這種「電磁波過敏」無法用任何已知機制來解釋，因爲根據現有的理論，電磁波要達到對人體產生影響的門檻，強度至少都得再強上五十倍。但是我們相信，「電磁波過敏」是的確存在的現象，而且可能與壓力過高，以及與大地失去連結有關。在本書第十二章中，你將會讀到一個電磁波過敏極度嚴重，甚至無法正常生活的案例。在我們看來，沒有接地的人體猶如飄浮在隨機出現的環境電能暴風中，其運作就像風中的落葉般搖擺不定。

上文提到的艾普懷特的研究顯示，身體直接與大地連結時，就可以不受電汙染的影響。該研究確認了基本物理學早已接受的現象（參見下一頁「接地的保護傘作用」一文），並且證實我們在第五章所提到的皮質醇研究。在那次實驗中，十二名受試者在睡眠時接地，在接地前及接地中，當時他們的身體因爲床邊電線而暴露在電場中，所造成的身體電位變化全被記錄下來。

一般人不知道的是，當你床邊放著檯燈、鬧鐘、收音機時，就算機器處於關閉狀態，來自電線的電場仍然會影響你的身體。在那次實驗裡，根據伏特計測量的結果，未接地前，寢室中的受試者身上平均電位值約爲三．二七伏特。當受試者睡在接地床墊時，身上電位大幅下降，平均爲〇．〇〇七伏特。下表記錄了這個明顯的變化及接地的保護效果。

這些研究者表示，會造成電汙染可能後果的原因之一，就是「未能將導電物體（包括人類）妥善接地」。

接地前後，受試者躺在床上，身上受電場影響所攜帶的電位

受試者	接地前的伏特數	接地中的伏特數
1	3.94	0.003
2	1.47	0.001
3	2.70	0.004
4	1.20	0.002
5	2.70	0.005
6	1.67	0.005
7	5.95	0.008
8	3.94	0.008
9	3.75	0.010
10	2.30	0.009
11	5.98	0.020
12	3.64	0.006
平均值	**3.27**	**0.007**

來自倫敦帝國學院、華盛頓大學環境與職業健康科學系的研究團隊，也證實了我們的結論。在一份二〇〇七年的報告中，他們發現人們若是長時間暴露在室內電場中，就會提高發炎、壓力及患退化性疾病的風險，而且氧氣吸收量與活動量也會減少。「過去一世紀以來，人類暴露其間的電磁場環境已經劇烈改變，跟自然環境的差距極大。」他們寫道。「特別是人類越來越遠離有益的自然電磁場，而人工合成物質卻可能攜帶大量電荷，造成人體暴露在不適當的強烈電場下。許多人身邊的微環境電磁場，早已嚴重改變了。」

接地的保護傘作用

艾普懷特的研究顯示，接地對環境電場有屏蔽作用。我們可以把接地想像成一把保護傘。首先讓我們看看地球表面的電流性質，還有地球能量如何影響我們的生理。諾貝爾物理獎得主理查．費曼（Richard Feynman）教授，曾經在他一九六〇年代經典的物理學講座中，描述地球微妙的能量。我們已經提過，地球表面有充沛的電子，所以地球表面帶的是負電。如果你在某個晴天站在戶外，腳上穿著鞋子，或是站在某種絕緣的表面上（像是羊毛或塑料地板），以身高一七五公分來說，那麼從你的頭頂到大地之間（見左頁圖的A），會有約三百五十伏特的電位差。記住，地面的電壓約為零伏特。

你也許會這樣問：「如果我從頭到腳有三百五十伏特的電位差，為什麼出門時沒有感覺到電擊呢？」

答案：因為空氣是極差的導電體，幾乎沒有電流在其中流動。如果你光著腳站在戶外（見下圖右的B），你就是處於接地狀態。你全身都和大地以電流相連。你的身體是不錯的導電體，你的皮膚和大地形成了連續的帶電表面，不存在電位差。

請注意在下圖右中，如果你處於接地狀態，空氣中的帶電區域會被向上推，遠離你的頭部。跟大地直接接觸的物體，不管是人、是狗，甚至是一棵樹，都會帶有這樣的保護盾，這些物體基本上就是處於地球天然電場的保護傘下。如果在家裡或辦公室，你也用床墊之類的工具與大地相連，一樣可以得到這種保護。

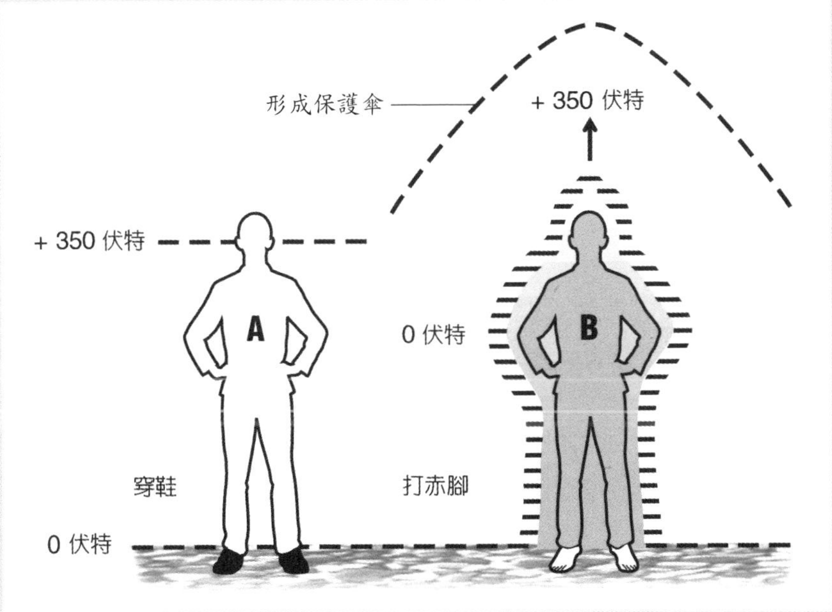

接地會在人體引發獨特的電流反應

二〇〇三年，電生理學家蓋頓．夏維爾與森一仁在加州人文科學院研究了接地對神經系統運作的影響。五十八名健康的成人參與了隨機的雙盲實驗，內容包括一系列大腦與肌肉反應的複雜測量。在每次測量中，受試者都會在腳底黏上電極貼片，然後坐在躺椅上放鬆。貼片連接在一條通往門外的導線上，有一半受試者實際進行接地（他們的導線與接地棒相連），以製造在戶外赤腳坐著或站立的效果。另一半的受試者則未接地，他們雖然也貼上電極貼片，但是連到門外的導線並未連接到接地棒上。實驗人員會測量受試者的反應兩次，第一次在未接地前，以所得結果當基線，然後再為受試者接地或「假裝接地」半小時，測量得到的數據。

假裝接地的一組，就是研究人員口中的控制組。設置控制組的目的，是為了確認所記錄的數據確實來自接地的影響，而非只是因為受試者在舒服的椅子上坐下放鬆而已。這次隨機試驗採雙盲方式進行，也就是說不管是受試者或研究人員，都不知道哪一組真正接地，而哪一組只是假裝接地。雙盲研究是許多領域的重要研究工具，只有在記錄下實驗數據之後，研究者才會知道受試者屬於哪一組，並進行分析比較。

腦電圖會記錄從頭皮上量到的大腦電流訊號，數據若是不正常，可能代表測量對象有癲癇或痙攣；肌電圖則測量肌肉細胞產生的電流。在這次實驗中，受試者在頸部兩端厚實的斜方肌黏上貼片，連接到肌電圖儀器。

腦電圖和肌電圖儀器讀取到的數據顯示，就算僅接地半小時，也會大幅影響大腦與肌肉的電流活動。事實上，光是在開始接地那一瞬間（約兩秒內），驚人的變化就出現了。

在腦部，左腦所有頻率的電流活動都迅速下降了，而左腦正是掌管思考的部位。由此似乎可以看出，接地有助於穩定雜亂的思緒。而在肌肉活動上，接地造成以下兩項耐人尋味的結果：

1. 處於高度緊張狀態的受試者，肌肉的緊綳程度下降了（兩邊的肌肉都一樣）。而肌肉完全或幾乎不緊綳的受試者，接地後肌肉緊綳程度卻增加了。該結果顯示，接地會恢復肌肉正常的緊張狀態。這項發現也呼應了先前的研究，也就是接地能夠恢復與壓力程度相關的荷爾蒙，也就是皮質醇的正常濃度。
2. 在眞正接地的受試者身上，測量到非常明顯且週期極長的震盪現象（依受試者而定，震盪週期約爲二十至四十秒）。過去的生理學實驗中，從未觀察到這種震盪現象。

要知道，身體各部位都是靠電流來運作，肌肉也不例外。神經衝動會命令肌肉纖維收縮，而這種收縮自然會製造電流與微型的機械性振動，這兩種現象都會在皮膚表面製造出電位的震盪變化，這就是肌電圖儀器所測量的電子「噪音」。能夠測量到震盪（一種緩慢的振動），代表肌肉收縮時產生的電流變得更一致。要比喻的話，平常的肌肉收縮就像一群人隨機四處走動，完全沒有規則可言，而能夠產生震盪的肌肉收縮，就像是步伐整齊畫一的軍隊行進。軍隊的動作當然比隨機的群眾更一致。所以從肌電圖的變化，可以推論接地讓肌肉活動更一致，更有效率。

這次研究的結果還需要進一步實驗來驗證，才能看出電流活動一致，是否代表肌肉能夠工作更久、負荷強度更大，更不容易覺得疲倦。本書第十四章有運動員接地的案例，他們自述接地後的表現更好了。接地若是眞能強化肌肉功能，能受益的不光是運動員，也包括上了年紀、肌肉失去力量的老人家。如果接地眞的對強化肌肉有效，那麼在老人家生活中加入接地活動，很可能讓肌肉的「使用年限」變得更久。我們認爲這次的實驗發現，很可能是肌肉原本正常的活動模式。先前之所以沒有人觀察到這個現象，只不過是因爲從未有人用接地的受試者來做實驗！除了上述結果之外，本次實驗也提供了額外證據，證明接地不但能減壓，還能將神經系統從壓力引起的交感神經興奮模式，調整成比較和緩的副交感神經興奮模式。這份研究的結果，在二〇〇六年發表於《歐洲生物學與生物電磁學》期刊。

接地會「活化」身體的主要經絡

赤腳走路時，足跟前方（最靠近前腳掌處）會與大地相接。在傳統中國醫學中，這個部位有個重要的穴道——湧泉穴（見下圖）。這個穴道是吸收地氣，也就是地球能量的主要入口，而且還往上連接至身體的足太陽膀胱經。足太陽膀胱經是連接體內許多重要器官及部位的通道，包括肝臟、橫膈膜、心臟、肺臟、大腦，以及背部的中央經脈穴位。

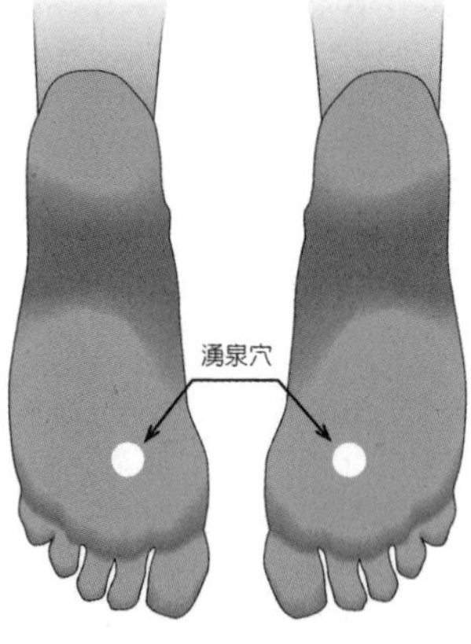

湧泉穴是腳底的重要穴道。

在剛剛提到的電生理學研究第二階段中，夏維爾博士與森博士找來同樣五十八位受試者，分別在接地與未接地時監控他們的生理狀態半小時。受試者的湧泉穴貼有電極貼片，以模擬赤腳在戶外走路的狀態。研究人員爲每位受試者接地，然後測量他們身上二十幾個穴位，詳細記錄下其電磁變化。他們發現接地後的數據顯示，受試者體內發炎反應減少，內臟也得到活化。這些結果也支持先前的發現，那就是接地可以減輕發炎與內臟的壓力，還能促進副交感神經的活動。

該研究顯示地球電子可以透過「高速公路」，也就是體內高度導電、負責調節水分的經脈（包括腎臟與膀胱）進入人體。而湧泉穴與足太陽膀胱經這條「幹道」，還連結了身體諸多部位與器官。這項研究在二〇〇七年發表於《微能量與能量醫學》（*Subtle Energy and Energy Medicine*）期刊。

接地增進心血管系統、呼吸系統、神經系統的效率

重新與大地連接的效果，也許不像給沒電的汽車電池接電那麼快，但是在給疲憊的身體注入活力、減輕痛楚等方面，接地收效的速度快得驚人。通常只要接地二十至三十分鐘，接地者就能感受到效果，止痛生效的速度更快。

夏維爾博士有一次做實驗時，打算測量接地生效的速度。他讓受試者接地四十分鐘，然後在接地前、接地中、接地後分別測量各種生理數據。受試者爲二十七名健康的男性與女性，年齡爲十八到八十歲。接地方法是在手掌與腳底貼上電極貼片，爲了比較結果，受試者還另外進行一次「假接地」，測量期間的數據。而在眞正接地當中得到的結果如下：

● 受試者的膚電反應數值在幾秒後立即下降，代表身體迅速切換至副交感神經系統的緩和模

式。膚電反應，是測量神經系統作用時廣被接受的標準。這項結果，讓我們更加了解接地為何可以減輕壓力、改善睡眠。

● 受試者呼吸次數增加，血液內的氧濃度變得更穩定，心跳次數也稍微上升。這些反應在接地二十分鐘後開始，也許正代表治癒過程已經展開，身體才會需要更多氧氣。跡象顯示接地過程中身體對氧氣的需求一直處於高檔，此情況至少在接地結束十分鐘後仍然持續。這項令人興奮的發現，讓接地與新陳代謝系統的治癒反應連上了關係。我們的假設是接地之所以有治療效果，是因為新陳代謝活動增加，提高了身體的自療能力，而代謝率提升最多的就是受傷或嚴重發炎的部位。值得注意的是接地剛結束後，血液的含氧量會變得不規則，呼吸也會變得更急促，這似乎意味著身體不喜歡把「插頭」從地球拔開。

這次研究的結果於二〇一〇年刊登在《替代與補充醫學期刊》。研究紀錄也顯示，那些在接地期間測量到的正面變化，在接地結束大約十到二十分鐘後，就回到了未接地前的狀態。

促進創傷癒合的強效療法：減輕發炎，加速恢復

大家一定都體驗過，在身體從事平常不習慣的活動後，肌肉稍後會出現嚴重痠痛。在運動界與健身圈裡，這種苦惱被稱為延遲性肌肉痠痛（簡稱DOMS），起因是身體進行了時間過長、不夠熟悉或強度過高的活動。簡單說來，就是身體活動過頭了。

目前還沒有療法可以縮短身體從痠痛中復元所需的時間，但是按摩、水療、針灸對減輕疼痛

頗有成效。延遲性肌肉痠痛其實就是肌肉過度勞累後產生的急性發炎，通常在運動後二十四至四十八小時後發生，持續時間可長達九十六小時以上。

有個接地研究就是針對延遲性肌肉痠痛，測試接地對急性發炎的影響。八名二十至二十三歲的健康男性，被要求在肩上扛著重量約爲他們體重三分之一的槓鈴，在腳跟不離地的狀態下反覆做一整套抬腳尖的動作。這套高強度運動的設計本意，就是要讓小腿肌肉組織受傷，製造嚴重肌肉痠痛。在實驗中，每名受試者都是在星期一早上進行運動，然後在旅館中生活一個禮拜，在此期間會接受研究者監控，按表安排飲食、睡眠及作息。爲了進行比較，受試者被分成兩組，一半眞正接地，另一半則完全只是做做樣子。接地持續一整個禮拜，進行時間則爲白天與晚上。

研究人員利用各種方法對受試者進行客觀分析，包括抽血、磁振造影、對受傷組織進行核磁共振等。受試者的疼痛部位（即小腿肚），每天都進行耐痛測試。研究者在受試者的右腓腸肌（小腿後方的大塊肌肉）包上量血壓用的套圈，然後慢慢充氣使其膨脹壓迫小腿肚，直到受試者感到極不舒服爲止。受試者也被要求主觀描述自己睡眠、心情及肌肉痠痛的狀況。

體內一有發炎時，白血球就會迅速趕往發炎部位，數量也會增加。在未接地的受試者當中，白血球細胞正如預期，在延遲性肌肉痠痛達到高峰時數量遽增，而且受試者感覺到的疼痛也較爲強烈（見下頁圖）。這是典型的嚴重發炎反應。相較之下，接地組的白血球反應程度反而稍稍下降，這代表體內幾乎沒有發炎，而且在他們身上，復元所需時間也縮短了，這是史無前例的紀錄。在運動後二十四、四十八、七十二小時，兩組受試者體內的白血球數量差分別爲一〇%、一七%、一八%。

研究人員在他們身上測量了有關急性發炎、延遲性肌肉痠痛、疼痛的四十八種已知指標，在其中三十種中，兩組受試者在實驗期間都一直保持著顯著差異。這篇論文亦於二〇一〇年刊載於《替代與補充醫學期刊》。實驗主持人爲迪克．布朗（Dick Brown）博士，他是奧勒岡州著名的運動生理學家及精英運動員教練。

布朗博士表示：「最值得注意的一點，就是受試者感受的疼痛程度差別。接地組不但主觀上感到的疼痛較輕，而且在小腿的耐痛測試時，能忍受的壓力也更高，這似乎代表他們的小腿沒那麼痠痛。」布朗博士接著表示：

另一件值得注意的事就是兩組受試者體內，白血球數量與其他物質濃度也有重大差別。這樣

夜間疼痛程度量表

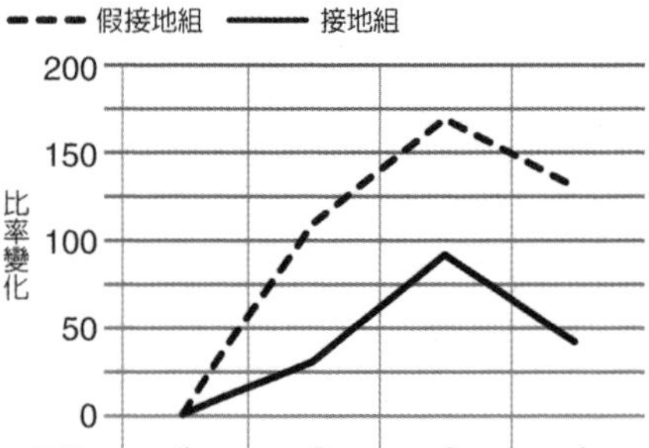

天數	1	2	3	4
假接地組	0.00	113.79	172.41	127.59
接地組	0.00	28.26	89.13	41.30

白血球數量變化

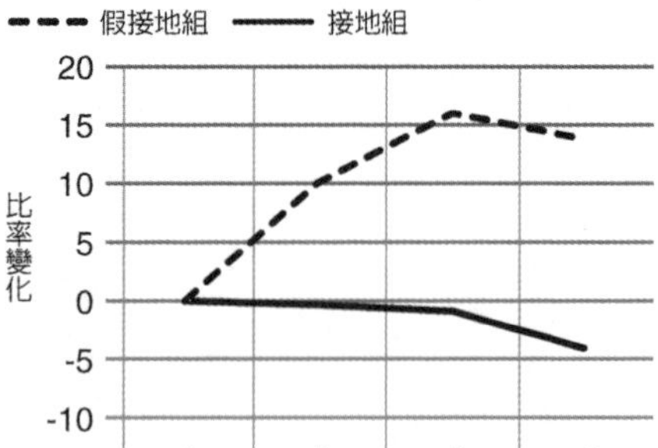

天數	1	2	3	4
假接地組	0.00	9.66	15.97	13.87
接地組	0.00	-0.45	-1.35	-4.05

延遲性肌肉痠痛（DOMS）研究：在所有測量中，未接地的受試者全都感覺到較強烈的疼痛。在每天的測量中，未接地的受試者感到的疼痛程度平均比接地者高出八五％（見左圖）。與此發現相關的證據則是白血球反應量表。接地者的白血球反應較緩和，代表其體內發炎情況比較輕微（見右圖）。

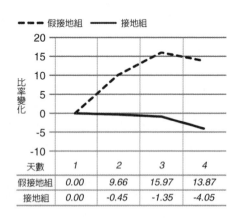

的結果，代表這個問題值得我們更深入探究。我們計畫下次徵集更多受試者進行實驗。

現在我會告訴我訓練的運動員，盡可能找機會接地，他們也樂於聽從，因爲他們也覺得這東西眞的有效。他們說身上的疼痛減輕了，這讓練習時中斷更少，復元也更快。這是項了不起的好處，因爲持續練習對成功是非常重要的。

我自己也在二〇〇九年體驗到接地的好處，當時我的右膝做了人工關節置換手術。多年來我的身體一直持續高強度活動，所以進行手術是不得不然。那是我第二次做膝關節置換手術了。我第一次手術是在十年前。就我自己的感覺而言，我覺得這次恢復得更快。手術五個星期後，我回去複診，醫師看看我的腿，又看了我的活動情形，然後告訴我：「才過五個禮拜，你已經恢復到一般人術後三個月的程度了。」他指的是我的活動程度、傷口恢復及消腫程度。我當然把這樣的表現歸功於我對復健的專業知識，但是我眞心相信，接地也幫上了忙，對復元帶來正面效果。

我會在睡覺時接地，而且也在身體局部使用電極貼片接地。還沒動手術前我已經注意到，只要將貼片連到膝蓋疼痛的部位，痛楚就會減輕，跟連上貼片前的差異非常明顯。我早在一年前就該動手術了，但是因爲我太忙，一直拖延下來。結果就是一到晚上，我的腿就痛得不得了。所以我就睡在接地床墊上幫助入睡，再搭配電極貼片減輕痛苦。

布朗博士嚴謹的實驗過程顯示發炎的確得到緩和，也說明了接地爲何會在運動界裡掀起一股風潮，因爲對運動員而言，發炎、受傷早已是生活的一部分。簡單說來，一旦與大地相連，身體就改變了，恢復的進程也加快許多。接地，正是最強效的恢復療法。

接地降低代謝症候群風險？

二〇一〇年，科學家在實驗室裡用老鼠做接地實驗。未公開的結果顯示，接地大幅改善了數項人類代謝症候群的相關因子，這些因子都是用來預測過胖、糖尿病、心血管疾病的重要指標。

實驗鼠被分成兩組，每組各有三十隻健康老鼠，實驗組被關在設有接地墊的籠子裡，控制組則被關在環境相似、但沒有接地墊的籠子裡。實驗持續六個月，研究人員每個月都對老鼠抽血，分析血液樣本。結果發現，在長期接地下，老鼠的各項指標都在持續改善中。

研究人員監測的老鼠體內物質，包括鹼性磷酸酶（一種酵素）❶、三酸甘油酯、血糖、C反應蛋白（常用於監測上文提到的慢性發炎）。在接地的實驗組老鼠中，上述物質的濃度低了許多，代表牠們患上代謝症候群的風險較低，而且就跟先前提到的延遲性肌肉痠痛實驗一樣，實驗鼠體內的白血球細胞數量也較低。

這些結果與先前以人類為實驗對象的研究相符，亦即接地與心血管系統、呼吸系統、神經系統效率提升有關。因此我們可以推論，新陳代謝活動提高，可以降低患上代謝症候群的風險。

綜合這項實驗與這幾年來其他實驗的觀察結果，我們可以推論（雖然目前僅止於推論）：跟大地隔絕的生活，很可能是造成代謝症候群的另一項重要原因。我們只需看看年輕一代，他們常常攝取大量品質不佳的速食，還飲用許多加了甜味劑的高熱量飲料，生活方式越來越靜態，而且從早到晚都穿著絕緣的球鞋。我們可以說，對青少年和成人而言，導致代謝症候群與相關嚴重疾病的都是相同的三大元凶：飲食不均衡、缺乏運動，以及跟大地隔絕。這個問題值得我們深思。

接地也能減肥？

腹部肥胖是定義代謝症候群的重要因子之一，在老鼠實驗中，研究人員雖然沒有在老鼠身上測量這項因子，但是在實驗預備階段的第一天，研究人員為所有老鼠量過體重，而且之後每個月抽血時都會再量一遍。實驗開始時，兩組老鼠中的「中年」雌鼠體重隨機差只有一・二%，未接地的老鼠體重比接地組略重，但差別小到不具統計意義。但是實驗開始之後，兩組老鼠的體重差開始逐月增加，六個月後達到三・七%。

用另一種方式來解釋，就是未接地的老鼠體重在六個月後增加了二・六%，但給兩組老鼠的飼料與份量都相同。二・六%看起來沒什麼了不起，卻相當於體重二百磅的人類身上多了五磅肉。如果這樣的趨勢持續一輩子，兩組老鼠的體重一定會相差更多。

從這項結果與實驗中觀察到的其他生理變化，我們似乎可以推論，跟未接地的老鼠比起來，接地老鼠的新陳代謝效率似乎較高。

這是不是代表接地也能幫助人類減肥呢？目前對此尚無定論，但這個可能性的確非常吸引人。想像一下，能夠不花工夫就減肥，這不是所有節食者的夢想嗎？

---

❶鹼性磷酸酶（alkaline phosphatase）大量存在於肝臟、骨骼、小腸及胎盤中，臨床上常使用於肝臟及骨骼方面疾病的評估，或用於檢測膽管系統的阻塞。其濃度升高可見於很多常見疾病，例如膽結石、酒精濫用或是藥物性肝炎等。

所謂的代謝症候群，包括以下的新陳代謝風險因素：

- 腹腔內外脂肪組織過多。
- 血脂異常——三酸甘油酯過高、高密度脂蛋白膽固醇（好膽固醇）過低、低密度脂蛋白膽固醇（壞膽固醇）過高，導致動脈壁容易沉積動脈斑。
- 血壓升高。
- 造成胰島素抗性、葡萄糖耐受性不良。這些症狀會干擾人體，使其無法有效利用胰島素或血糖。
- 體內容易產生血栓。
- 身體處於容易發炎的狀態，亦即出現與發炎有關的化學物質（如C反應蛋白濃度偏高）。

接地對生理的強烈影響

二〇一〇年傳來令人高興的消息。兩名波蘭醫師進行了一系列實驗，想了解地球的電荷是否會影響人體的生理節律變化。這兩位醫師是心臟科醫師卡洛．索凱爾（Karol Sokal）與他的兒子神經外科醫師帕維爾（Pawel）。他們的實驗跟我們的一樣，都得到令人興奮且充滿可能性的結果，其報告刊載於二〇一一年的《替代與補充醫學期刊》。

兩位索凱爾醫師安排了雙盲實驗，每組實驗人數在十二到八十四人之間，實驗期間受試者的活動量、飲食內容、飲水量均相同。受試者接地的方式是在小腿綁上長三公分、寬八公分的銅片，使其不致在晚上睡覺時滑落，然後再將銅片以導線連接至另一塊長六公分、寬二十五公分，直接接觸戶外地面的銅片。

在其中一次實驗中，受試者光是入眠時接地一個晚上，血清中的礦物質與電解質組成就出現了統計上有意義的變化。這些物質包括鐵、鈣離子、無機磷、鈉、鉀、鎂等；腎臟代謝掉的鈣與磷也大幅減少。血液與尿液中代謝多少鈣與磷，是與骨質疏鬆症直接相關的因子。而從實驗結果可以推論，就算接地只有一晚，也能降低骨質疏鬆症的主要指標。

在另一項實驗中，患有非胰島素依賴型糖尿病的病患持續接地七十二小時，睡眠或日常活動中皆未中止，結果觀察到空腹血糖下降現象。受試病患的病情均已用藥控制六個月左右。

然而，實驗開始時，這些病患雖然配合改變飲食及運動習慣，血糖控制結果仍然不佳。在第三次實驗中，實驗人員先從沒有甲狀腺病史的六名健康男性與六名健康女性身上抽血，再讓受試者接地一晚，結果發現受試者血液中的游離三碘甲狀腺素（T3）❷濃度明顯下降，而游離甲狀腺素與其他刺激甲狀腺的荷爾蒙濃度則上升了。這些結果的意義目前仍不明朗，但很可能意味著接地會影響甲狀腺的新陳代謝。有趣的是我們觀察到，有許多正在服用甲狀腺藥物的病患回報，他們開始接地後出現心悸等甲狀腺機能亢進症狀，但是這些症狀通常在遵照醫囑降低藥物劑量後消失。甲狀腺荷爾蒙可以透過一連串反饋與調節，影響人體幾乎所有生理現象，包括生長、新陳代

---

❷體內未跟蛋白質合成的T3，就稱為游離三碘甲狀腺素，具有很強的生理代謝活性。活動力差、營養狀態不良的人，血清中的T3都偏低。

謝、體溫控制、心跳速率等。我們顯然必須進行更多研究，釐清接地如何影響甲狀腺功能。

在另一項實驗中，研究人員探討了疫苗接種後，接地對典型免疫反應的影響。接地加速了免疫反應，其證據爲血液中的 γ 球蛋白（一種幫助免疫系統對抗入侵物質的抗體）濃度上升了。這項結果跟剛剛提及的延遲性肌肉痠痛研究一樣，都證實了接地與免疫反應之間的關聯。

兩位波蘭學者最後的結論是接地能夠影響人體生理，並認爲接地可能是「調節內分泌及神經系統的重要因子」。兩位學者在二〇一一年又發表了另一項研究結果，這次的主張則是因爲接地對人體的生物電環境與電解質濃度有大範圍的影響，所以可以假設接地有助於調節「神經系統的正常運作」，並對大腦的電流活動有重大影響。在二〇一二年，他們發表了進一步實驗結果：人體的電流活動只要一接地，立即就會全面穩定下來。這個現象出現在他們測量的各個部位，包括靜脈血液。而只要一停止接地，這樣的改變就會突然消失。這項發現，意味著神經系統與大腦會對接地產生立即反應，而且會因接地而變得更穩定。

關於接地效果的各項假設

上述各項實驗在在揭示了一項簡單卻有力的事實：人體接地後運作得比未接地時更好，簡直就像換了個人一樣。根據這些研究，兩名深入研究接地且多次撰文介紹的科學家做出了幾項吸引人的假設。這兩位科學家是詹姆斯·奧許曼博士及電生理學家蓋頓·夏維爾博士，以下是他們所做假設的簡單總結：

接地讓人活得更久、更健康

抗老醫學要研究的，就是找出能夠恢復、保持人體活力來源的因子，讓生命的能量能夠在整個人體循環。這是人類史上從未間斷的研究課題，並不是什麼新鮮事。

我們的研究清楚顯示，接地對健康與疾病之間的微妙平衡有重大影響，可以隱隱感覺到，接地研究將爲人類帶來活得更久更健康的希望。對抗老化的可能，的確是接地最迷人的原因之一。

目前最主流的學說，就是老化是因爲自由基氧化造成了身體的損傷。這是內布拉斯加大學的丹赫姆．哈曼醫師（Denham Harman）於一九五六年首先提倡的理論。其基本概念是自由基會對人體不斷造成傷害，累積結果就是老化。自由基會破壞ＤＮＡ，導致突變與疾病。自由基是細胞中的「能量工廠」粒線體於新陳代謝過程中所產生的，它們會逐漸破壞粒線體的功能，影響人體的能量製造，還會導致名爲蛋白質交聯（指兩聚合物的分子鏈相連接）的化學作用，干擾正常的酵素活動，人類皮膚就是因此才會產生皺紋。自由基的生成無可避免，因爲我們每吸一口氣，每吃一口東西，都是在爲粒線體製造能量添加燃料，而自由基正是這個過程的副產品。由於自由基的威脅如影隨形，所以專家才會鼓勵我們多吃富含抗氧化成分的食物。

生命矩陣最主要的生物功能之一，就是保護組織不受自由基傷害。它是人體內建的自然抗氧化防禦系統，而且無所不在，遍及身體每個角落。如果你的矩陣功能正常，而且你又與大地好好相連，那麼不管體內何處生成自由基，都會被大地的流動電子中和。光是這一點就應該足以鼓舞任何人不分白天晚上，盡量找時間接地。

一旦我們了解生命矩陣是遍及全身的導電網絡，以及接地能將這套網絡連接至大地及其所蘊藏的無窮無限的游離電子，就會知道接地的確能帶來各種抗老化、抗氧化、抗發炎老化的效果。更多長期的動物控制實驗將會讓我們知道，這個重要假設究竟是否正確。德國科學家的研究將生命矩陣稱之為人體的電荷儲藏庫，專門用於保持人體電平衡，在一般發炎時提供必需的電子。接地可以讓儲藏庫重新充電，保持庫藏滿檔。反之，與大地隔絕則會讓儲藏庫見底。

接地重新定義「正常」免疫反應

未接地的人體常常缺乏電子，這似乎造成免疫系統的錯亂與衰弱。但是只要接地，就能迅速讓免疫系統恢復正常。事實上，從研究中似乎可以看出，接地創造了所謂「正常免疫反應」的全新定義。

我們在第三章及第七章中解釋過，因發炎而造成的疾病已經成了生醫研究的重大課題。目前學界已經普遍接受，慢性發炎與慢性疾病有密切關聯，所謂的老化疾病也是慢性疾病的一種。典型的發炎反應，很可能是與大地現成的游離電子隔絕的異常狀況。人體與大地相連時，發炎的種種典型徵兆或症狀全都大幅減輕或消失，疼痛也是其中之一。

接地促進傷害恢復

人體會在受傷處築起一道「發炎堡壘」，免疫系統會在那裡全力消滅病原體及受損組織。參與這個過程的自由基可能會從傷處擴散，轉而攻擊附近的健康組織，造成慢性發炎。接地研究似乎顯示游離電子可以穿過免疫堡壘，中和在發炎處累積的自由基，從而加速恢復。

接地重新定義「正常」生理

人體一旦與大地相連，馬上就會發生許多有益的生理變化。黏貼在腳底與手掌的電極貼片，讓研究者可以記錄連上大地的正確瞬間，也記下接地前後各種生理參數的鮮明變化。

隨著這方面的研究持續進行，想必將來還會有無數這方面的新發現。這些改變，意味著所謂的正常生理也許需要一整套新的定義及參數範圍。

接地恢復體內電平衡

人體利用地球電能（來自地面）維持內部的電平衡，以保持所有自我調節與自癒系統的正常運作。現代生活方式讓人類大多數時候失去與大地的接觸，造成了電能失衡。失去平衡導致人體功能錯亂，造成發炎、發炎老化、疾病及舊有疾病的惡化。

就像電線把電流傳導進電器使其可以運作一樣，地球也是人體的能量來源。一般人都知道，電器用品若是沒有接地，就無法好好運作。地球也扮演著維持人類等生物正常運作的角色。

接地重設你的「生物時鐘」

擁有生物時鐘的不光是人類與哺乳類，還包括魚類與昆蟲等較低等的生物。

生物時鐘與生存息息相關。研究者發現，儘管人體有數套生物時鐘系統（稱爲周邊生物時鐘）❸，但它們全都受中央的主要生物時鐘管轄。主要生物時鐘位於腦部，更精確說來，是位於腦部的「視叉上核」（suprachiasmatic nucleus），也就是下視丘中成對的特殊細胞組。

下視丘最重要的功能之一，就是透過身體最重要的腺體——腦下垂體，將神經系統連接至內分泌系統。透過荷爾蒙的分泌，下視丘控制了諸多影響及於全身的活動。下視丘的另一個功能就是控制腦下垂體分泌促腎上腺皮質素，從而刺激分泌皮質醇（即壓力荷爾蒙）。這個系統對了解壓力反應及壓力調控至關重要，所以又被稱爲下視丘—腦下垂體—腎上腺軸。

腦部的主要生物時鐘利用視網膜的特化細胞，接收周遭的光線訊號。環境光線訊號從下視丘傳遞至掌管褪黑激素分泌的松果腺，人體只在處於黑暗時才會分泌褪黑激素。

生物時鐘控制了人體所有功能，當然也包括睡眠與清醒的晝夜週期。研究之後我們相信，控制人體生物時鐘分泌各種荷爾蒙的不只是環境光線，還有地球的能量。地球能量場徐緩溫和的節律，對維持生物時鐘而言是不可或缺的。我們已經討論過皮質醇日夜分泌的節奏。當接地改善睡眠時，皮質醇的分泌也趨於正常。另一個例子是只在晚上分泌的褪黑激素，褪黑激素是眾所皆知的睡眠促進因子。在先前的研究中我們也看到，受試者接地時睡得更好，因此可以假設，在睡眠時接地，也有助於褪黑激素的分泌回復正常。任何有助褪黑激素正常分泌的效果都很重要，因爲褪黑激素是有力的抗氧化劑，也是腦部的重要保護者，因爲褪黑激素可以防止腦細胞自殺。像阿茲海默症、帕金森氏症、肌肉萎縮性脊髓側索硬化症等神經退化疾病，都跟自由基相關，所以我們可以假設褪黑激素可能有助於預防這些令人失能的疾病，改善病人的心理健康。

研究人員也猜測，褪黑激素還有幾種重要的功能，其中多半有助於預防精神疾病。在這個行星表面的每個地方，地球的能量都會依照太陽與月亮的位置產生波動，造成晝夜循環等週期。理解此一事實後，我們就能解釋為何長途飛行時，只要抵達目的地後赤腳接地，就能將體內的生物時鐘調整到與所在地時間一致。

總之，我們的假設是：控制人體種種節律的不只是晝夜週期，還有環境中種種自然節律，所以接地才能讓生理作用變得更穩定。

接地與基因

除此之外，湧進身體的大量電子也有可能在基因層次上發生作用。我們學過，DNA是整個人體的藍圖，在解釋特殊性狀如何遺傳方面，傳統基因學已經頗有進展了。

大約十年前，人們還以為我們的生活方式應該不至於直接影響到下一代的基因。但近來發現，當環境發生變化時，所謂的「表觀控制」會影響特定基因或一組基因的開關。表觀的原意是「超出基因之上」，其影響不會改變主要DNA的序列，卻會作用在環繞基因的染色質（細胞核的蛋白質結構）上。

研究者已經找出了數種即時早期基因（immediate early genes, IEGs），這些基因會在數秒至數小時內對環境變化做出反應。事實上，已經有證據顯示，即時早期基因靈敏到連言語或思考都

---

❸研究發現具有晝夜生物時鐘性質的組織，按照調控機能等級可以分為中央生物時鐘與周邊生物時鐘，中央時鐘位於大腦，而周邊生物時鐘則位於組織器官中。

能觸發其反應，造成基因表現的變化。它們能夠調節其他基因，包括掌管免疫系統的基因。你如何看待周遭的世界，會影響你啓動哪些基因，製造出那些基因認爲最能適應周遭環境的蛋白質。

令人驚嘆的是，有些表觀基因模式可以從親代傳遞至子代。表觀遺傳的概念已經促使學界重新評估遺傳的定義，並引發新一波的深入研究。對研究自然療法的人而言，接地就像是美夢成眞，而現在新興的表觀遺傳學更指向新的附加好處：接地似乎能引發神奇的自癒機制，而這種機制不但能讓我們得到好處，更可能傳遞給我們的下一代與下下一代。接地很可能爲演化過程創造出有益的陣陣漣漪，帶來遠比我們所知更深遠的影響。

PART 4

接地氣，怎麼做？

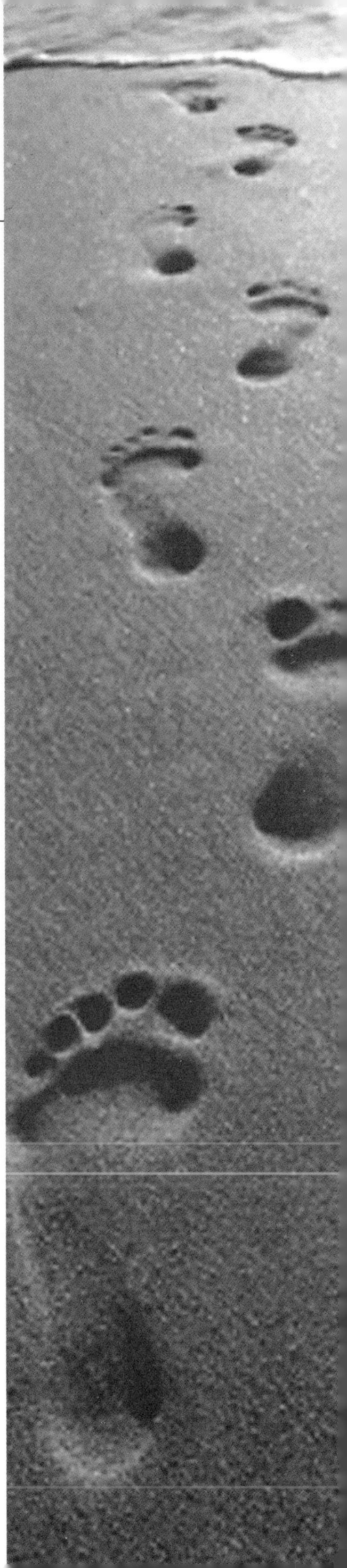

9 接地自己來，動手篇

我們已經建議過無數人脫下鞋子，在天氣許可時，赤腳走進後院、海灘、公園的草坪，甚至是任何地面可以安全行走的開闊空間，他們的反應無一例外，全都充滿驚奇與喜悅。佛蒙特州強森鎮（Johnson）的聲音治療師艾琳・馬庫西克（Eileen McKusick）如此表達她的心情：

> 整個夏天我都赤腳走路。從我家到辦公室約有五分之一英里，我一天會來回走上幾次，而且只要情況允許，我到哪裡都赤腳走過去。我還會繞著一大片草地走路。我愛極了打赤腳，而且我也不敢相信，它居然能給我這麼棒的感覺！我覺得精神更好，更有活力，腳部循環更順暢，情緒更穩定，整個身體狀況都改善了。我爲了健康做過很多事，像是改變飲食、運動、吃營養食品、塑身等，但它們都比不上脫掉鞋子這麼簡單、便宜、易行，而且令人愉快！

每個人都知道，走路是活動筋骨的保健方法，白天走路更能促進維生素D吸收。來自陽光的維生素D從天而降，如果你走路時脫掉鞋子，更能從腳底下的大地吸收抗發炎的能量。

活動筋骨＋攝取維生素 D＋吸收大地能量，這簡直就像是連中三重大獎，也爲「健走」一詞賦予了新意義。當然了，無論白天晚上，大地的能量都隨時等候你取用，不花半分錢。你不需要像汽車加油一樣，由別人把大地能量注入你體內。大地的能量不是藥片，也不是藥水，更不是藥膏。它就在你腳下，在大地之中、在大地之上，更源自大地本身。它一直都在那裡，永遠也不會消失。你愛拿多少就可以得到多少，完全沒有限制。

這年頭大家嘴邊都掛著「綠色能源」一詞，而地球的能量正是最初始、最終極的綠色能源，能爲你的身體帶來許多好處。

爭取打赤腳的機會

要給自己接地，你除了光腳走路外，當然也可以直接坐在地上，或是坐上椅子把雙腳好好擺在地上，一邊看書、聽音樂或單純放空。你的雙腳若是有毛病或太過嬌嫩，我們建議你找張舒服的椅子坐下來，光腳直接接觸大地。

如果想將接地效果拉到最高，可以把土壤或草地噴溼，提高導電性。把雙腳好好放在地面上，在原地坐上三十至四十分鐘。事實上，不只是腳，只要你身上的任何部位，像是手掌、手臂或腿部接觸到地面，都能接收到來自腳下大地的能量。

如果可以的話，最好每天接地二至三次，你投入的時間越多，得到的好處就越大；你的健康狀況越是不理想，接地的頻率與時間就越應該增加。但就算只花半個小時左右，你也會感受到明顯的身體變化。我們已經觀察到，就算只接地半小時至四十分鐘，身體也會產生一些重大的生理變化。隨著更多學者持續研究，將來會有更多這方面的發現。

許多人問過我們，水泥能導電嗎？答案是也許可以。水泥的導電性與溼度有關，還有從水泥到地底之間是否有足夠的水氣。水泥地若是乾燥、底下有防潮層，或是表面被封住或塗上油漆，可能就不具多少導電性。瀝青是用石化產品製成，所以不導電。木頭和塑料地板也不導電。水的話，在海水中行走或游泳是既休閒又能接地的好活動。事實上，鹹水富含礦物質，具有高度導電性，導電程度比淡水高上數百倍。導電性強弱取決於水中礦物質的濃度，所以湖水沒有海水那麼導電；游泳池裡的水又比湖水更差。小孩子玩耍用的塑膠泳池無法用來接地，因爲絕緣的塑膠隔開了水與地面。

接地最棒的一點，就是它非常簡單。能量醫學專家詹姆斯・奧許曼非常關注日新月異的新科技，也常常受邀檢視這些技術的運作原理。他表示：「接地最深遠的影響，在於它非常簡單。我曾經受邀到東岸開會，其中有位與會者來自西岸，時差讓她覺得很不舒服。我建議她脫下鞋襪，到草地上散步十五分鐘。等她回來時，她就像是換了一個人似的，時差的不適感也消失了。接地的效果就是這麼迅速，每個人都可以試試看。只要你覺得哪裡不舒服，不管是因爲什麼理由，都不妨脫下鞋襪接觸大地幾分鐘，看看會發生什麼事。當然了，如果你生了病，就該去看醫生，但如果是一般的疼痛、消化、呼吸系統不適，或是肌肉痠痛等毛病，那麼接地是收效最快速的方法。當你接觸地表那瞬間，你眞的可以感覺到疼痛開始從你體內流出。」

對許多人而言，赤腳或讓裸露的皮膚接觸大地或許並不實際，也不可行。戶外天氣也許很糟糕，甚至可能凍掉人的腳趾頭，就算天氣不錯，現代人生活步調如此緊湊，也許連好好跟大地連結一段時間的工夫也沒有，根本沒辦法在每日行程中加上「赤腳放鬆」這一項。又或許他們就是不喜歡打赤腳而已。

但這件事也許會讓你驚訝：有一股「赤腳風潮」正在成形。許多人開始拋開社會風俗，在生活中的大部分時間都打赤腳。二〇〇九年多倫多的《全球郵報》上有一篇文章就提到，赤腳風潮方興未艾，而且來勢洶洶。珍妮佛．楊（Jennifer Yang）寫道：「臉書的粉絲專頁『擁抱赤腳』已經有了超過兩百萬名粉絲……根據趨勢觀察網站 Inside Facebook 統計，『擁抱赤腳』是臉書上成長最快的頁面之一。在網路上，有關赤腳生活的討論也興盛了起來，赤腳愛好者常上的網站，像是赤腳生活協會（www.barefooters.org），已經有了超過一千兩百名會員。」

關於冬天該怎麼辦，報導記者楊女士訪問了一名六十四歲的赤腳愛好者，他是南部安大略省（在加拿大，南北氣候差距相當分明）的退休汽車工人，已經有十五年幾乎不穿鞋了。「就算在冬天，他也光著腳到處走。」楊女士寫道。「不過他還是給自己畫了一條零下十八度的界線。」當氣溫低於零下十八度時，「受訪者才心不甘情不願地穿上夾腳拖。」跟其他的赤腳信奉者一樣，這位老兄也表示赤腳不穿鞋感覺更自然、也更健康。

撇開舒適程度及自然與否不談，有趣的是在本書於二〇一〇年出版前，大部分的赤腳愛好者都不知道自己正從大地汲取治癒的能量。自從本書出版且被譯成多國語言後，許多人也寫文章或在部落格介紹接地觀念，原來的赤腳愛好者與越來越多的新投入者，變成為了健康才光腳出門。其中許多人都對我們說過類似的話：「我小時候就覺得打赤腳很舒服，長大後重拾這個習慣感覺也很棒，不過現在我知道為什麼了。」

在過去，我們不論是坐臥行走，都跟大地有導電接觸，那是一般日常生活的一部分。現在到了工業社會，除了童子軍、士兵、背包客，以及在自家後院開睡衣派對的人之外，再也沒有人睡在地面上了。與大地隔離造成了人體能量不足，要解決這個問題的方法之一，就是找出能在長時間坐著或睡覺時進行接地的替代方案。

除了打赤腳，接地氣還可以這樣做

在過去超過十五年的科學研究與實驗過程中，克林特．歐伯發展出多種室內接地系統，包括床墊、床單、類似床單的睡袋，以及類似電極貼片的接地貼片。除了用於研究外，這些工具與其他發展中的設計也可以滿足一項越來越大的需求：作爲在戶外打赤腳的替代品，供那些聽到接地好處的人使用。這類產品利用導線連接到插入地面的接地棒，或是直接連至家裡的接地插座，可以在睡眠、工作或在家放鬆時使用。

這類產品本身不具療效，純粹只是傳導電流，讓你身處室內或無法在外打赤腳時，也能接收到大地的能量。眞正具備神奇療效的是大地，這些工具只是重現赤腳接觸地面，或是直接躺在地上睡覺的效果，並非在通電後又執行了什麼特殊功能。在我們眼裡，它們只是把你連接到大地的延長線而已。只要有這些工具的任何一樣，你的身體電位馬上就能降到跟地球一致。

接地床單

在全幅或半幅的接地床單上睡覺，是既受歡迎又非常有效的接地法。在占了人生三分之一長的睡眠中與大地接觸，可以帶來極大的好處。睡眠是身體進行休息，從白天活動的壓力中恢復的時段。我們要是沒睡好，這套恢復過程就無法發揮全效，導致我們的身體更容易因爲壓力而產生毛病。這些毛病要是惡化，就會進一步干擾睡眠，讓情況每況愈下。在許多案例中，儘管不適、壓力、失眠造成惡性循環，但在睡覺時進行接地後，患者狀況全都迅速改善了。當中有些人告訴我們，自從他們睡覺時開始接地後，就把以前吃的安眠藥全丟掉了。

一位女士這樣形容自己的經驗：「我覺得導線將充滿花朵、綠草、動物的大地，直接送到我的床上。當我躺在床上時，感覺就像被大自然包圍一樣。」

幾年前，爲了讓環法自行車賽選手與其他運動員從極高強度的激烈運動中加速恢復，歐伯開發了名爲「復元睡袋」的接地工具。復元睡袋是將接地床單縫製成睡袋造型，使用者在其中就像被繭包覆住全身，從頭到腳都可以接觸到大地能量。這套睡袋後來在旅行與一般家用上，也大受歡迎。

展望未來，我們相信床墊與寢具工業將會發現採用接地技術顯而易見的好處，進而推出各種應用產品，包括我們下面提到的接地床墊。

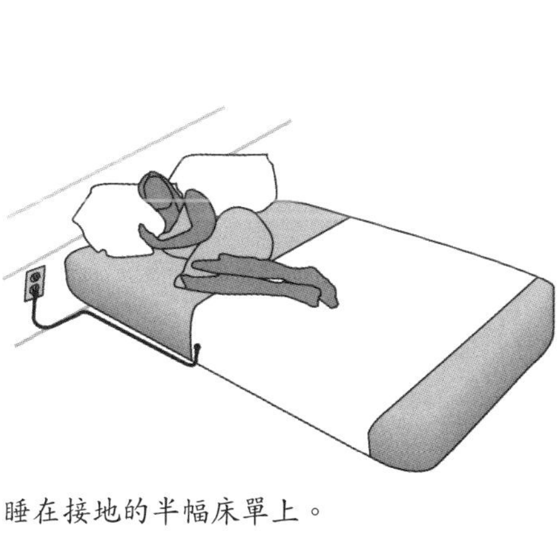

睡在接地的半幅床單上。

接地床墊

接地床墊是天然的助眠工具，對健康也大有好處。一般人大概每隔七、八年就要換一次床墊，那麼爲什麼不買套接地床墊使用呢？除了舒服地睡上一覺外，你還能得到改善健康、減輕病痛的好處，而且一切都在睡夢中完成！只要躺上去睡覺，大地之母就會發揮她神奇的療效！就跟接地床單及其他代替赤腳的工具一樣，接地床墊必須連結到戶外的接地棒或已經適當接地的臥室插座上。在這種床墊之上，還可以另外鋪上一層有導電性的床單，這時床單就不需連結導線，只需直接接觸到床墊上的導電纖維，睡在上面就有接地效果。接地床墊應該成爲床墊產業下一項全力發展的重點，甚至應該變成業界新的標準配備。

接地墊

接地墊可以有多種用途，比如說放在書桌上當成滑鼠墊，透過接觸前臂或手腕的皮膚與大地相連。也可以放在書桌底下或是你最喜歡的電視椅、閱讀椅前，你只要將光腳丫放上去就行了，不過穿著薄襪也有效果。你也可以將接地墊直接放上床，鋪在普通的床單上，總之只要能接觸到你的皮膚就行了。人體蒸發的水分會在襪子或睡衣等材質薄的衣物間形成導電層，讓電流多少通過一點。我們甚至可以用導電材質製造瑜伽墊，只需在墊子內部加

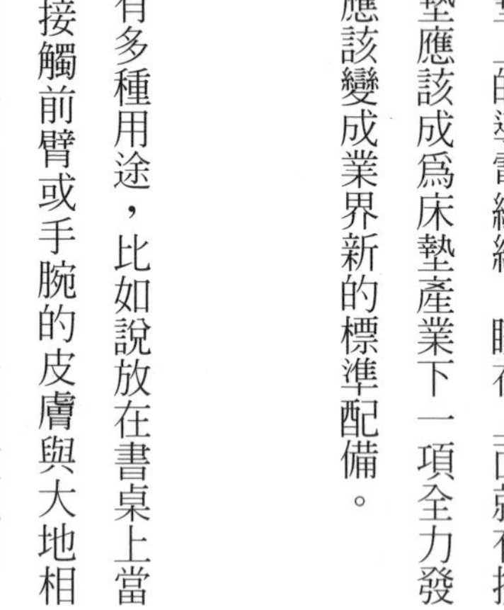

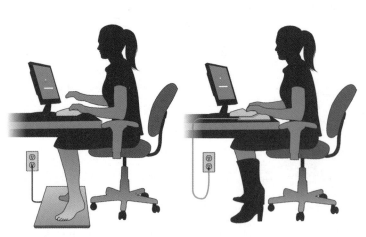

接地墊也可以當成滑鼠墊使用，直接接觸手臂皮膚。

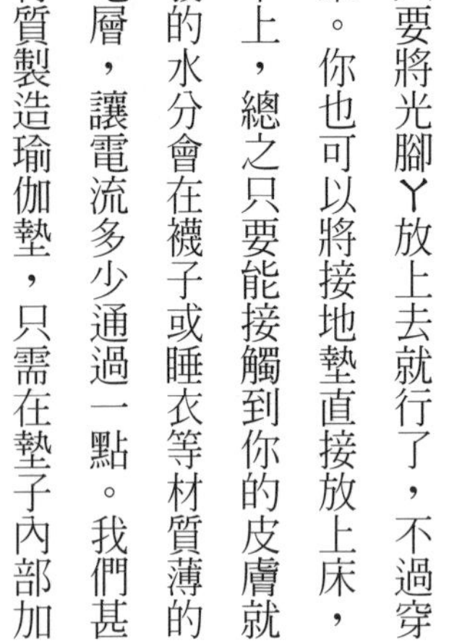

放在腳下的接地墊，光腳踩著就有接地效果。

上一層碳分子或銀線，就能讓墊子有導電效果。

接地貼片與接地環

我們做的許多實驗都用上了電極貼片，跟醫生拿來做心電圖、腦電圖等電流診斷的裝置很類似。導電貼片可以拿來黏在創口、傷處，或是劇烈疼痛的身體部位，加快恢復速度，緩和局部的發炎與不適。運動員發現這些貼片對付常見的受傷與扭傷特別有效。

在早期接地實驗中，幾名體驗過快速止痛效果的受試者，還將電極貼片稱之爲「神奇止痛貼片」。有些使用者爲了加強局部止痛（像是手臂、肩膀、膝蓋等部位），還將接地床單包在疼痛部位，這跟將接地的電極貼片貼在創口或痛處附近的道理是一樣的。我們認爲接地貼片在臨床上具有強大的潛力，是值得醫師在止痛時考慮採用的方法之一。另一種有效又多用途的工具是接地環，它可以調整長度，可套在手腕或腳踝上，適用場合包括睡眠時、在桌前工作、坐下放鬆，甚至是做瑜伽時。

寵物接地墊

目前已經開發出寵物專用的大小墊子，經測試證明可以改善寵物疼痛症狀、提振精力和增加適應性，還能減輕寵物的壓力等（詳見第十五章）。

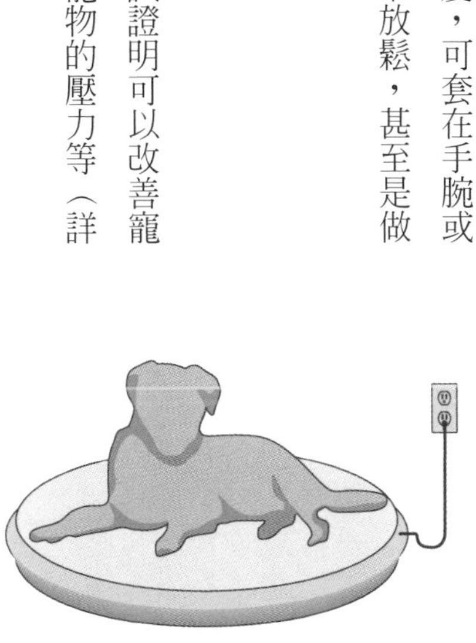

狗狗用的接地墊。

接地鞋

接地鞋不是什麼新發明，靜電放電工業早就利用接地鞋來預防身體累積靜電，損毀精密的電子元件或晶片。自從本書出版後，也有數家美國公司推出了各種夾腳拖與涼鞋，專供日常生活使用。這類鞋子的鞋底材質能夠導電，或是具有導電夾層，穿著者既可以接收大地能量，又不必擔心光著腳會誤踩到玻璃或動物排泄物。

隨著接地越來越普及，想必業者會發現這類鞋子具有龐大的潛在全球商機，推出適合運動、工作、休閒、正式服裝等更多場合穿的接地鞋。在緯度較高的地區，接地鞋或接地靴將可以在不適合赤腳外出的天氣情況下，提供人們戶外接地的機會。

抱樹算是一種接地方式嗎？

很多人問過我們，抱樹算不算接地的方法之一。同樣的，答案是「或許」。

- 樹木由木材組成，木頭不導電。如果你接觸的是乾燥的樹皮，你多半沒有連上大地，除非樹是溼的，或是你接觸到來自地底的樹汁，否則你並不會因為抱樹而接收大量來自大地的電子。
- 樹蔭下的土壤通常比較潮溼，所以只要你光著腳，多半就有不錯的接地效果，是不是摸著樹應該無關緊要。

- 用指尖緊捏著樹葉或其他植物的葉子也可以接地，因為樹汁非常接近大地，但是捏住乾枯的葉子是沒有用的。
- 接觸植物的綠色莖幹可以接地。
- 樹木與其他植物是活生生、處於接地狀態的生物體。它們有自己的頻率與能量，也具備我們在第八章中提到的保護傘作用。也許這說明了站在樹下或擁抱樹木，為什麼能給我們帶來安穩、正面的感受。

所以我們的建議是：去吧，擁抱樹木、接觸植物莖幹或捏住綠葉吧！它們都充滿生命能量，只是要小心，別被螞蟻咬了！

PART 5

接地的好處說不盡

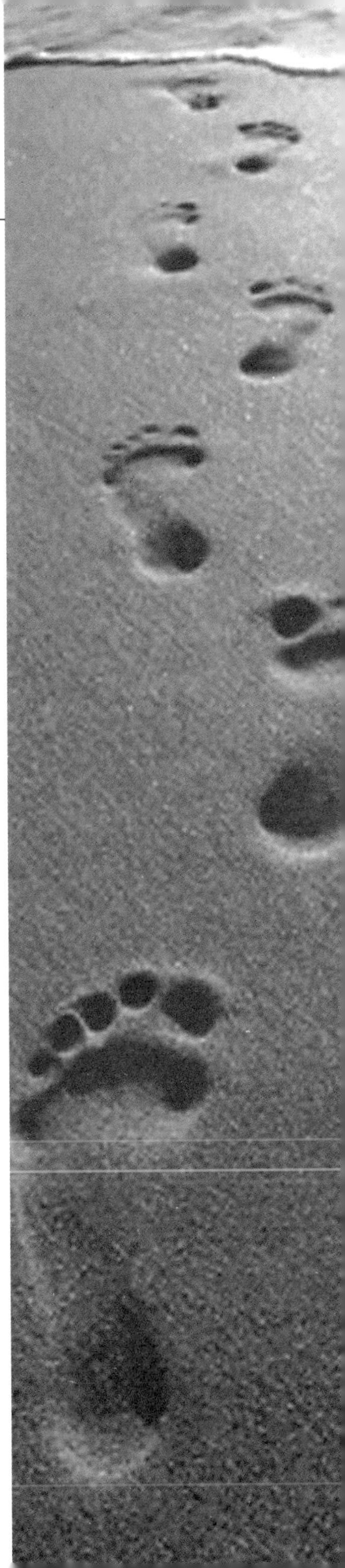

10 讓身體重獲大自然的無窮能量

自從一九九八年以來，克林特．歐伯已經受邀到幾千人家裡，為他們接地連上大地。被他接地過的有新生兒、兒童、年輕人、中年人、老年人、百歲人瑞，還有現代醫學已經束手無策的末期病患。當中有些人知道他在做什麼，大部分人則不然。他們只知道接地後感覺舒服多了，也沒有那麼痛。

接地在一般大眾中掀起了驚人的迴響，「你是否也能幫幫我媽媽／姊姊／爸爸／朋友？」克林特從許多長年受劇烈疼痛所苦的人那裡聽過這樣的話。從疼痛纏身到痛苦減輕、甚至消失；從筋疲力盡到精力充沛；從行動不便到活動自如；任何這樣走過一遭的人，都希望自己所愛的親友也能有同樣的感受。

他們會說：「天啊，我什麼都不必做，不必改變飲食，不必運動、吃藥，只要上床好好睡一覺就行了。」

克林特還記得他有一次應一個曾讓他接過地的女兒所請，為她的母親接地。那位老太太的髖部疼痛已有十多年了，他在老太太的雙腳貼了兩塊接地貼片，過了大概二十分鐘後，老太太表示要上廁所，所以他幫她拿掉貼片。從椅子上起身時，她突然大聲尖叫，克林特被她嚇壞了，還以爲有哪裡不對勁，但老太太說：「不是，是我不痛了。」

聽起來很誇張，但是這些年來，克林特聽過類似的話實在太多次了，它們常常出於那些可能一輩子都跟大地隔絕，後來透過接地重新連結的人口中。看到人們減輕痛苦，重拾生活樂趣，克林特的滿足感無以言喻。因此，即便前路艱鉅且寂寞，他仍然在這條道路上一步步前進。

經過這麼多年，克林特已經沒有絲毫懷疑了。接地的安全性無庸置疑，地球的自然能量對諸多症狀都有療效。他也很清楚，在當今這個活力、耐力、健康程度都迅速衰減的社會裡，接地正是讓我們重拾健康的失落環節。

人們常常會問克林特，接地是否對特定的症狀有用。克林特說，就像你不能要健康食品、新鮮空氣、飲水對特定部位或機能發揮特定療效一樣，你的身體接收大地的能量後，自然會用在它最需要之處。人們常常告訴他，接地帶來了「意外的好處」。而克林特也堅信，接地不只能治療已經出現的症狀，更能幫助我們的身體保持健康。它是你能找得到的最天然保健手段及回春妙藥。克林特表示：

> 不管是我，或是跟我一起合作的研究人員或醫師，都未能完全了解接地帶來的生理變化有多麼深遠。我們現在只不過才剛觸及這個新領域。我們期待將來有更多人、更多資源投入探索這個足以顛覆現有觀念的新天地。
>
> 但目前我至少知道這一點：持續接地可以讓你的身體重獲你這一生從未接收的自然能量。失去這些能量，或許正是你罹患慢性發炎、長期疼痛、神經系統失調或是其他宿

疾的根本原因。只要你開始接地，而且持續不輟，就會有各式各樣的神奇效果發生。十幾年來的觀察讓我得到一個結論。不管是常見或罕見疾病，接地預防或減輕病痛的潛力似乎無窮無盡。

接地改善的常見症狀

一般說來，人們在接地時會覺得幸福感加強，接地者身體越衰弱，接地前後的差異越明顯。老人家會很快就感到循環改善，精神也變好，眼前的世界變得更多彩也更有活力，感覺也更有希望。接地改善循環的效果非常好，克林特對此深有體會，他看過無數張黯淡的臉孔因爲血液流量增加而變得明亮光彩。他也發現在很多人身上，接地的效果最先會表現在臉色的變化，而且在短短數分鐘內就會發生。這些人的臉色或手腳末端會變得更有血色，如果手腳原本冰冷的話，這時也會暖和起來。人們常常在接地十到十五分鐘後告訴克林特：「好像有什麼不一樣了。」腫脹的關節與曲張的靜脈開始消腫，有些不只一種疾病纏身的人，往往接地一兩個禮拜後，整個人煥然一新。當然，他們身上還是有病，但是已經開始慢慢康復了，一種或多種疼痛得到緩解，他們打理生活的能力變強了，很多人都告訴克林特：「我重新找回了人生。」

許多有生理期困擾的女性也坦承，開始接地後，她們的生理期變得更順暢。有一次克林特應邀到一個健康研討會演講，會後和一名醫生及他的妻子聊了起來。他注意到醫師夫人的臉上露出痛苦表情，便問她是不是不舒服。她坦承是經前症候群在作怪。於是克林特提議爲她接地，看看能否幫得上忙。

克林特在她的掌心貼了一塊貼片，接地十五分鐘後，她的臉色已變得大不相同，還說她的不適感已經大致消失了。隔天那位醫生打電話告訴克林特，他的妻子狀況好到正在家裡的迷你彈跳床上運動，他還說，她通常在經期時會有一整週起不了床。

常常有更年期婦女告訴克林特，接地減緩了荷爾蒙變化引起的不適。

接地運用在兒童身上時，則有迅速的鎮定效果。通常父母為孩子接地後，都會更積極鼓勵孩子到後院赤腳散步。這年頭，我們的孩子早上做的第一件事就是穿上鞋襪，直到晚上進家門後才把鞋子脫掉，所以他們幾乎完全沒有跟大地連結的機會，而克林特相信這是造成這一代孩子身心問題的主要原因之一，足以跟垃圾食品、缺乏運動，以及長時間暴露在電視、電腦、電玩下等不良原因相提並論。

許多專家都說孩子必須多接觸大自然（大人當然也一樣），而且接觸大自然越多，身體就越健康，越能適應環境。一名專家表示，只需見到綠色空間數分鐘，就能降低壓力指數。克林特也同意這種看法，而且他還補充一點：不管是到鄉間或只是在自家後院，只要你覺得安全可行，就脫下鞋襪到外面去，這樣壓力會降得更快。

在睡覺時接地的人，白天情緒更穩定、更有精神，而且壓力也沒那麼大，睡醒時，也比較不容易感到身體僵硬或痠痛。有氣喘或支氣管炎、肺氣腫等呼吸道疾病的人，接地後呼吸會更順暢。克林特經常見到患有氣喘的孩子症狀改善。

頭痛患者在接地後，發作頻率會減少，症狀也會變得較為輕微，有些人的頭痛甚至完全消失了。如果你有胃灼熱的毛病，不妨到戶外去，把你的光腳放在大地上二十分鐘，看看會發生什麼事。接地對胃灼熱與胃食道逆流也有好處。

接地還可以穩定神經系統。關於接地對神經系統的療效有個顯著的例子。有位針灸師告訴克林特，她原本患有局部性癲癇十五年，偶爾會輕微發作。但是自從睡覺時接地一年以來，她的癲癇似乎已經消失了。

如果你患有便祕，接地也許可以幫助你正常排便，許多人都感受過這方面的療效。有些人還說，接地讓他們不必再服用緩瀉劑。接地對關節炎的療效，克林特從一開始就深有體會，現在更有許多關節炎嚴重到影響生活的人，在接地後病情也大幅改善了。

如果病患臥床不起，接地床單可以減少褥瘡，甚至讓褥瘡不致發生。接地還可改善溼疹及牛皮癬，對皮膚乾燥也有效果，還可以舒緩眼睛乾燥發癢。接地可以改善食物過敏和花粉過敏，有時甚至能將它們完全治癒。失靈的免疫系統，似乎會因爲接地運作得更好。透過與大地相連，你可以按下免疫系統的開關，就像在電腦上按下按鍵一樣，把系統狀態從停用變成啓用，克林特對此有親身體驗。

多年前，在子女的成長過程中，他們會從學校帶回各種病毒與細菌，而只要他們一染上什麼症狀，克林特就會被傳染。

但自從接地十幾年來，克林特除了患過幾次感冒外，從未生過病。過去他對花粉過敏，尤其是杜松花粉。只要杜松一開花，他就會有好幾個禮拜呼吸困難。有些食物也會讓他喉嚨紅腫，吃草莓讓他長出類似蕁麻疹的疹子，而橘子則讓他口腔潰瘍，醫生還曾要他停吃含有麩質的麥子與穀類。有很長一段時間，他都得靠抗過敏劑勉強維持正常生活。但現在他的生活再也沒有這些限制了，他什麼都吃，花粉也不再讓他過敏了。

接地收效的速度有多快？

克林特說，他無法保證每個人都會像接下來提到的那些人一樣，一夜之間就看到神奇的效果。接地可能要過一陣子才會生效，你得開始嘗試，並持續接地一段時間。

> 我見過許多瀕死的病患神奇恢復，讓他們的醫生大吃一驚，許多人雖然最後還是過世了，但接地讓他們人生的最後一程過得更有品質。而保持接地的人不容易生病——至少不像以前病得那麼重。他們的病會好轉，而且康復的速度也快得多。

克林特進一步表示，接地的人，不管是赤腳在外走路或坐著，還是利用床單、墊子、貼片接地，通常都說他們在一小時內就覺得狀況改善，很多人甚至二十分鐘內就有感覺。研究則顯示接地能立即改變生理狀態，在半小時或四十分鐘內大幅改善體內的電流活動。有些因壓力頭痛的人在五分鐘內得到緩解，而像關節炎這類長期疾病的患者，則需要約三十分鐘才會感覺到疼痛減輕。但疼痛與症狀改善的程度雖然視個人病況而定，卻是每個人都能體會到的反應。至於改善的速度，也因個人情況不同而有異，包括大幅緩解、稍微緩解、迅速改善、逐漸改善、完全消失或部分改善等。

克林特也發現持續接地的人，在壓力、睡眠失調、疼痛、身體節律錯亂等症狀上都能帶來持久的改變。晚上睡覺時接地，對治療的接受度最好，你可以在睡覺時毫不費力地用大自然的能量治療自己，還有什麼療法比這更好的呢？

停止接地，好處也會跟著消失

如果你患有慢性發炎，卻在持續接地一陣子後停止，身體通常遲早會回到未接地前的狀態。克林特在人類及動物身上都看到過同樣的退回現象。

許多人還說，接地期間越長，效果越容易保持，所以不要太早放棄是很重要的。你連上的是大自然設計的能量來源，你身體的電流系統（包括你體內所有細胞功能），都會在你連上大地後運作得更好。

接地與用藥

接地可以改善許多身體功能，以致接地後醫生必須重新評估病人是否需要用藥。很多人告訴克林特，接地後他們需要的藥量降低了。克林特的建議是：如果你去看病，最好告訴醫生你正在接地。或許你的醫師很可能完全沒聽過接地這個新概念，你最好把這本書拿給他們看看。無論如何，你要特別注意自己是否有用藥過量的可能性。接地不會干擾藥物作用，但是你的醫師可能得調整一下開給你的劑量。當你進行例行健康檢查時，可以特別留意自己的檢查結果是否有令人驚喜的進步。記得一定要讓醫生注意你身體的變化，調整用藥，甚至完全停藥。

接地與排毒

有些患有慢性發炎、纖維肌痛、疲勞、焦慮、憂鬱或長期服用多種藥物的患者，會在剛開始晚上接地時出現疼痛、不適或類似流感的症狀。當然他們也可能是真的患了流感，那就跟接地沒有關係了。如果不是如此，那麼一開始的不適，很可能源自身體復元時所引發的排毒反應。當毒素在體內循環排出時，人體可能會有暫時性的不適感。若是出現這種情況，最好多喝點水，幫助身體排除廢物。另一個做法則是減少接地的次數或時間。也許先從一天一小時開始，然後再慢慢增加接地時數，這樣可以讓身體慢慢適應大地的能量。

接地與發麻的感覺

有些人在頭幾次睡覺接地時，會覺得身上微微發麻刺痛，這沒什麼好擔心的，你並不是觸電了！你只是感受到大地自然的療癒能量進入你的體內而已。造成這種發麻感的原因，是能量最初進入你體內時，會觸發重新充電、重新同步、讓身體重趨正常的反應。通常在接地幾次後，這種感覺就會漸漸減弱消失，但你若是停下接地一陣子，重新開始時可能又會有發麻感。有時這種能量會在身體功能特別衰弱的部位引發疼痛感，比如說，糖尿病患者若是循環不良，那麼腿部與腳掌就可能在接地時出現痛感。當這些末梢部位接收能量時，患者一開始可能會疼痛，或是一瞬即逝、類似抽筋的感覺。

接地與男性的性功能

有幾位男士提過自從睡覺接地以來，勃起狀況變好了，這也許是循環改善的附加效果。年紀較大的男性也可能發現自己半夜起床上廁所的次數變少了，這是因爲攝護腺發炎減輕，而且睡得更熟的關係。

接地效果與接地時數有關……

你每天接地的時間越久，身體機能就會越穩定、越有活力，恢復能力也越好。有些人才接地過幾晚，就發現既有症狀消失或大幅改善，其他人則表示症狀逐漸消失，體力逐漸變好，直到恢復至一定程度。在那之後，只要他們持續接地，就能保持改善後的狀態。有些人睡覺接地一整晚後，醒來時會覺得更有活力、精神變好，或是疼痛明顯減輕，但是白天才過一半，神清氣爽的感覺就消失了。

遇到上述情況時，克林特以過來人的經驗建議你：白天也需要接地，而且時間越久越好。他也舉了一個年輕女性的例子來說明。那位女士患有自體免疫疾病紅斑性狼瘡，在每晚睡覺接地八小時後，她的症狀有了大幅改善。由於她希望能恢復得更好，所以在電腦桌前另外放了接地墊與桌墊，這樣她一天就可以多接地八小時（工作時，她的前臂會與接地桌墊直接接觸，同時把光腳放在接地墊上）。她說，一天接地十六小時的效果實在好到驚人。

這點完全符合大自然運作的原理。本來人體的設計前提就是一天二十四小時都處於接地狀態。能在睡覺時接地當然非常好，但這也意味著在一天當中，免疫系統仍然有十六個小時處於未接地狀態。能夠延長接地的時間，你就能得到更多好處，這點對患有重病的人尤其重要。許多人都反映說，自從他們白天也開始接地後，健康狀況有了突飛猛進的改善效果。接地的效果確實和時數有關，接地越久，效果就越好。

黛爾・塔布利茲（Dale Teplitz）是一名醫學研究人員，在幾項實驗中跟克林特合作過，對推廣接地非常熱心。她曾經用食物來做比喻：「經常吃垃圾食物的人，身體會缺乏許多重要的營養素，對健康造成不良影響。」她表示：「就算他們突然吃了幾天健康的食物，吃下去的東西也不會持續發揮效果。但他們要是從此改採健康飲食，過了一段時間後，那些養分會逐漸被吸收，打造出更健康的身體。同樣的，現代人跟大地隔絕已久，體內完全缺乏來自地球的療癒力量，因此跟大地重新連結後，接地時間越久，身體就越能做出反應，重新變得健康。」

偶爾到沙灘上走一走，或是在你家後院稍微赤腳坐坐，可以讓你當下恢復精神，但是效果不會持續太久。但如果能天天這麼做，效果就大大不同了。同樣的，接地睡上一晚也許只能讓你當晚睡得更好，隔天起床覺得更有精神，但天天睡覺接地卻能幫身體一個大忙，打下堅實的基礎，對抗疾病。除此之外，有些人特別能從長時間接地中獲益，那就是患有慢性發炎疾病的患者。

多年來一直有人問克林特，接地「過多」會不會有不良影響。克林特說：「我可以了解他們的疑慮，但目前完全沒有證據指向這方面的問題。對我而言，這就像是在問樹木會不會從它扎根的大地吸取太多養分一樣。我們的祖先二十四小時都跟大地連結，這樣的生活才合乎自然，我認爲與大地隔絕才是不自然也不健康的做法。我們的身體非常清楚該怎麼運用大地提供的能量，當我們與大地連結時，該吸收運用多少電子，身體自然會根據體內生物電的平衡來決定。」

11 天天接地氣，遠離心血管疾病

在心臟科執業數十年來，我見證了許多偉大的新科技，它們讓醫生更有能力拯救病人，改善他們的生活。但我認爲當中最了不起的突破卻完全談不上高科技——那就是重新跟大地連結這個簡單的提議。

當然，接地研究才剛開始，但是我所見所聞已經足以讓我相信，這個星球賜予了我們極爲強大的力量，足以保護我們、預防疾病及治療病痛。而且不管身在何處，每個人都能輕易使用這股能量。就我所知，沒有其他東西有如此強大的全面效果，包括減緩發炎、改進血液的電動態、穩定神經系統對心臟的影響等等。對常見的心血管疾病，像是高血壓、冠狀動脈疾病、心律不整，還有糖尿病而言，上述這些效果顯然都是極大的好處，可以改善整體症狀。

以上是史帝夫．辛納屈醫師的觀察，他也知道有許多赤腳愛好者，幾乎都沒有心血管疾病的問題，這讓他對接地更有信心。今天心血管疾病已經是西方世界奪走最多人命的疾病，而在原本不常發生這類疾病的開發中國家，相關病例也開始節節上升了。以下是辛納屈醫師整理的接地對心血管系統的影響，這些資訊讓他對接地的潛力非常興奮。

地球是天然的抗凝血劑

血液是複雜的液體，內容物包括至關重要的氧氣、養分、新陳代謝廢物，以及有可能阻塞血管的因子。就算不是醫生，你也能了解讓血液在身體內順暢流動，通過幾千英里長的細小血管有多麼重要。

黏度一詞，是用來描述水分與血漿中的固體物質流動情況的良好與否。黏糊糊的血液流動狀況不佳，無法有效地遞送養分與氧氣、帶走廢物，因此補給不足的細胞與組織效能會變得低落，更容易受有毒物質影響，導致身體發炎。辛納屈醫師總是告訴病人，希望他們的血液能像紅酒一樣輕快流動，而不是像番茄醬一般黏糊。

黏稠的血是發炎的血，會使紅血球更容易聚集，造成不正常的阻塞。在行醫多年後，辛納屈醫師對病患身上這種血液越來越敏感：又糊又稠、非常容易凝固，無法順利在身體內循環，導致心臟運作格外費力。

二〇〇八年，辛納屈醫師邀了幾個同事到他康乃迪克州的家裡進行一場特殊的實驗。在場的共有十二個人，當中有臨床醫師、從事研究的醫學博士、護士、藝術家、健身教練、一名律師，以及克林特・歐伯。實驗內容是先抽血，以心電圖貼片接地四十分鐘後再抽血一次，然後用暗視野顯微鏡觀察未染色的血液樣本。這種顯微鏡有許多醫生使用，在替代醫學領域尤其如此。它的光學系統能導引光線，讓細節在深色的背景裡凸顯出來。這種技術讓我們可以看到一般例行檢驗看不到的細胞「即時」活動，還有血液的狀況。

顯微鏡下的結果，讓他們大吃一驚。所有未接地前的血液樣本，除了一份以外，全都或多或少地呈黏糊的「番茄醬」狀（見下圖）。唯一例外的樣本，也是我們當中血液狀況最好的，來自克林特．歐伯，他已經持續接地好幾年了。而接地後的樣本則出現了重大變化，容易凝集或凝固的紅血球細胞團減少了，血液看起來更稀。就心臟病學的角度看來，如果能像實驗所顯示的那樣，把心臟病與糖尿病患者番茄醬般的血液稀釋成近似紅酒的濃度，就能排除重大的健康風險。

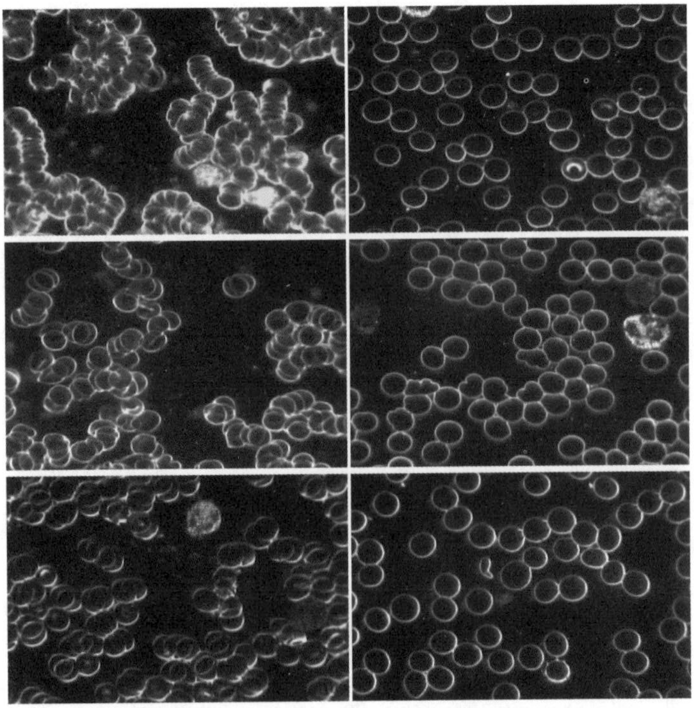

上面的重製圖是暗視野顯微鏡下的三組血液樣本，分別採自參加辛納屈醫師實驗的三個人，顯示接地四十分鐘前後的差異。左邊三張是接地前，右邊則是接地後。影像清楚顯示，接地後血液變稀，血球細胞大幅分散。

更多證據：表面電位實驗

上述實驗激起了大家的興趣，他們決定進一步研究接地是否眞的會影響血球細胞凝集。辛納屈醫師和電生理學家蓋頓・夏維爾博士、生物物理學家詹姆斯・奧許曼博士、心臟科醫師理查・德蘭尼（Richard Delany）一起設計了一個實驗，這次測量的不光是血液凝集，還有血球的表面電位（zeta potential）。所謂的表面電位是指血球細胞表面所帶的負電多寡。我們的血球細胞靠電流活動，而表面電位讓血球細胞可以彼此排斥，不會在不需要時凝結在一起。表面負電越強，血球細胞彼此排斥的力量就越大，血液的流動也越順暢。儘管相關研究在一九五〇年代就發現了表面電位與心血管功能的關係，但是「表面電位」一詞仍是罕見的心臟病學用語。

接下來的第二次實驗，找來了十名健康的成人，他們分別前往診所，在一張舒服的躺椅上坐下，接地兩個小時。就跟先前的實驗一樣，他們的手腳都貼上了以導線連接至大球的電極貼片，並在接地兩小時前後分別抽血採集樣本。分析的結果讓人大吃一驚。原本大家預期血球的表面電位值應該只有些微改善，也許是三〇％左右，但測到的數值卻改善了二七〇％！這代表接地有天然的稀釋血液效果，對任何關心血液黏度與發炎關係的心臟科醫師及一般醫師而言，這都是令人備感興趣的結果。這次實驗結果，在二〇一三年發表於《替代和補充醫學期刊》。一般表面電位的正常值在十九・三微伏（mV）至十五微伏之間，平均約爲十二・五微伏。在第二次實驗中，兩小時的接地將十名受試者的表面電位平均值從令人憂心的十五・二八微伏改善到健康的十四・二六微伏。血液的表面電位值越接近零就越濃稠，流動越遲緩，凝集與凝固的風險也越高。

人體內的血管就像高速公路，交通最好順暢流通，要是塞車就不妙了。在這次實驗中，他們把血液樣本放在電場中，然後用暗視野顯微鏡觀察紅血球細胞在接地前後固定時間內的活動狀況。在接地前的樣本中，紅血球細胞幾乎不活動，但在接地後的樣本裡，它們的活動變得十分輕快。此外，相較於接地前的樣本，在接地後的血樣中成團的紅血球也大量減少。由這些觀察結果可以了解到，爲什麼人們常常在接地後臉上會迅速出現血色。

如果接地對血液的電動態有這樣大的影響，那麼有理由相信它對全身細胞都有類似影響，由此可見，有接地習慣的人，其生理狀況與未接地的人大大不同。

減輕周邊動脈疾病疼痛

周邊動脈疾病是由末梢血液流量減少所引發的症狀，在五十歲以上的成人中發生率為五%，七十歲以上成人中發生率為二〇%。常見症狀之一是腿部疼痛。以下是紐約退休歷史學家克爾尼博士（H. M. Kearney）的親身體驗：

我在二〇一〇年被診斷出患有周邊動脈疾病，差不多在那同時，我開始接地睡眠。我最開始的體會是晚上睡得更熟，半夜起床次數變少了，整體活力增加，而且使用跑步機時不舒服的感覺也減輕許多。過了幾個月後，爲了探望家人，我做了一趟來回七二〇英里的開車之旅。這是我好幾年來第一次這樣開車，左腳沒有劇烈疼痛，四肢末梢沒有變得不靈活，右腳也沒有不適。在開始接地前，我從來不曾舒服地走完這趟長達六個多小時的行程，所以我驚訝極了！更神奇的是，我接地已經過了四年，但這些效果仍然沒有消失。我最近的健康檢查結果顯示我的身體狀況略有衰退，但遠比醫生或我自己預期的狀況要好。你問我高不高興？當然高興！現在要我出門，我說什麼也會帶上我的接地床單。

接地對神經系統與心臟的影響

接地最常被忽略，但在這個充滿壓力的社會其實非常有用的好處，就是它可以迅速安定自律神經系統。這套系統專門調節心跳與呼吸速度、消化、出汗、排尿，甚至是性衝動等機能。而自律神經系統很可能是人體首先對接地做出反應的系統，一切都發生在一瞬間。

自律神經系統會從處於壓力下的交感神經興奮模式，切換成有鎮定效果的副交感神經興奮模式。交感神經系統與副交感神經系統是自律神經系統的兩大分支，壓力則會改變這兩種系統的平衡。交感神經亢奮時，會進入人們熟知的「戰─逃」模式，這是人類面臨近在眼前的危險（例如打架或戰鬥）時，會自動切換的警覺模式。在今天的社會中，難以預測的社會、經濟、政治事件也會讓壓力程度升高，變得有害健康。許多人天天都生活在生理過度亢奮的狀態中，無論何時，只要能降低體內的壓力程度，都對心臟及身體其他部位有好處。

過度亢奮的交感神經活動會干擾副交感神經系統的鎮定作用，因此造成的許多後果之一，就是高血壓、心律不整，甚至是猝死的風險升高。評估交感神經是否過度興奮的指標之一，就是心律變動性（HRV），這個數字可以測量神經系統對心臟功能的影響。心律變動性是指每次心跳時難以察覺的速度變化，數值較低的人，面臨壓力時比較無法應付狀況，也更容易患上心血管疾病及壓力相關疾病。我們在勞動或壓力大時心跳會加快，放鬆時心跳會減緩，但心律變動性和這類的變化不同，心律變動性必須透過心電圖與複雜的電腦分析才能解讀。你無法感知到其中不同，但是每當你吸氣時，你的心跳速度都會微微增加，而在你呼氣時，心跳速度則會稍微減緩。

心律變動性是非常好用的工具，可以評估身體應付內外環境變化的能力。事實上，它是「預測猝死的最佳指標，也是壓力最精準的反映指標。」美國職業壓力協會（American Institute of Stress）會長保羅．拉許（Paul Rosch）表示。「如果能改變心律變動性，也就是讓它增加的話，就可以降低罹患壓力相關疾病，包括心血管疾病的風險。」

運動、太極拳、瑜伽、冥想等活動都可以改善自律神經系統與心律變動性，你會更放鬆，晚上也睡得更好，而這些活動的效果正是許多人開始接地以後的體會。有鑑於此，辛納屈醫師及電生理學家蓋頓．夏維爾展開了另一項研究。

早期的接地研究（見第八章）顯示，只要接地經過二十到三十分鐘，許多生理數值就會開始改變，有些變化需要數天才會出現，但還有些驚人變化會在接地後立即出現（不到一、兩秒）。在心律變動性實驗中，辛納屈醫師及夏維爾博士觀察了四十八名受試者在接地前、中、後的生理變化，當中男女皆有，平均年齡爲四十八歲。實驗中受試者都坐在舒服的躺椅上，爲了比較，他們還另外進行了一次僞裝接地，時間一樣是四十分鐘。

眞正接地時，受試者的心律變動性數值有了立即改善，而且一直到接地結束都在持續進步中，似乎意味著接地時間越久，效果會越好。但同樣的一批受試者在假接地時，心律變動性卻毫無變化。此一實驗結果於二〇〇一年發表於《整合醫學：臨床醫師期刊》（*Integrative Medicine: A Clinician's Journal*）。

對那些有焦慮、情緒壓力、恐慌、恐懼或肌肉不自主收縮抽搐，導致頭痛、心悸、暈眩的人，接地似乎是可以迅速見效的對抗手段。前面提過的波蘭醫師索凱爾父子所做的接地研究顯示，大地能量很可能是讓神經系統適應個體與環境需求的基本條件。身爲心臟科醫師，辛納屈醫師一直不斷在治療因壓力而導致身體受損的病患，而急性壓力與交感神經的過度興奮都對心臟有不良影響。他兼採傳統醫學及替代醫學，提供病患最佳的治療工具，但他也認爲讓身體與大地重新連結，或許是目前爲止能找到的最天然工具。

他們從實驗研究中得出更多證據，證明接地的確可能平衡神經系統，減少壓力反應，維持健康的心血管功能。這種效果超出了純粹放鬆所能帶來的好處，這也許多少能解釋，爲何有那麼多人表示接地後他們的血壓下降，心律不整的狀況也改善了。

如果接地四十分鐘就能讓心律變動性開始改善，那麼每天固定接地睡眠六到八小時又會如何呢？下面是幾個受試者回報的例子：

● 接地睡眠十週後，一名七十三歲的老婦人表示她的血壓降低了，晚上也好睡多了。

● 一名男患者不再打鼾了，睡眠狀況也有改善。而妻子的血壓則在一夜之間從一五〇／九〇降到一二〇／八〇 mmHg！

● 一名原本飽受心律失常所苦的女患者，表示接地睡眠後症狀完全消失了。不光如此，她丈夫的心房震顫發作也消失了。他原本一直在服用常見的抗凝血劑可邁丁（Coumadin），但在醫生診斷後已減少藥量。

研究顯示，接地確實可以被視為天然、低廉、無侵入性的重要治療手段，對自律神經系統能帶來正面影響。

糖尿病的新希望

糖尿病是席捲全球的災禍，帶來無盡的痛苦與夭亡。每年約有三百四十萬人死於糖尿病，而且這個數字還在上升中。糖尿病會造成動脈與神經損傷、心臟病、中風、循環不良、足部潰瘍、下肢疼痛麻木、手腳無力、腎臟病變，以及視力受損。辛納屈醫師表示：

> 第二型糖尿病是最常見的糖尿病，占了所有病例的九成。一般認為預防第二型糖尿病的方法就是健康飲食、規律運動、保持正常體重，但我們強烈認為，人類離地球的天然表面能量越來越遠也是重要因子之一，而且這個因子還不為人所知。

自從二十世紀中期以來，越來越多人的生活方式偏離了自然。人們的工作越趨靜態，戶外活動越來越少，而且還過度攝取充滿精製碳水化合物的垃圾食品。這些都是引起糖尿病的主要原因，但是與大地之母隔絕也是原因之一，而且一直不受重視。重新與大地連結可以在各方面帶來重大改善。

減輕發炎

糖尿病的主要症狀之一，就是腹部過量的脂肪組織製造太多發炎物質，抑制了調節細胞內部葡萄糖運輸的胰島素。胰島素遭到抑制後，人體變得對胰島素較不敏感，這又導致身體製造更多的發炎物質，造成更嚴重的干擾。血糖因此上升，若是再加上過度壓力，就會進一步拉高發炎物質的濃度。因接地而湧入體內的電子，則有助於減輕慢性發炎。

維持人體電平衡及穩定神經系統

接地可以恢復人體的電平衡，對回復體內所有系統的正常功能都有莫大的好處。接地還可穩定自律神經系統，改善心律變動性。心律變動異常，被視爲是心血管自主神經病變的早期徵兆。這種病變是常被忽視的糖尿病併發症，會損害連至心臟與血管的神經纖維，干擾心律調控與心血管系統。

有助血糖控制

血糖控制不佳是造成紅血球失去彈性，更容易聚在一起的原因之一，結果就是血液變得濃稠，血流循環不順暢。已經有越來越多人察覺血液黏度與心血管疾病之間的關聯，而要改善血液黏度，可以從減少糖分攝取、增加運動量、治療牙周病著手。牙周病會造成發炎指標之一的C反應蛋白增加，這代表體內出現系統性發炎。牙周病也會造成血液中的纖維蛋白原增加。這是一種具黏性的纖維狀凝血物質，會提高中風的風險。

接地有助於控制血糖，這是辛納屈醫師在尚未發表、長達一年的實驗室實驗中所得到的結論。跟未接地的老鼠比起來，接地組的老鼠血糖值降低了，雖然降得不多，但的確存在。另外兩項生化標記因子——三酸甘油酯與鹼性磷酸酶——的數值也降低了，這代表像高血壓、糖尿病等代謝症候群風險也跟著降低。

表面電位與更通暢的血流

二〇〇八年，加爾各答大學團隊的研究成果刊登於醫學期刊《生化和生物物理》（*Biochimica et Biophysica Acta*），當中首度探討糖尿病患者的紅血球表面電位，他們所描繪的現象並不樂觀。研究人員指出糖尿病患者的紅血球「出現明顯變化」，表面電位值不斷衰減，這種現象在患有心血管疾病的患者身上尤其嚴重。這份研究揭示了表面電位值惡化與高凝血狀態彼此相關，研究團隊表示：「血液越來越濃稠，意味著心臟必須花越來越多力氣跳動，而系統的正常機能也因此變得沒有效率。」他們建議將表面電位值視爲一種風險指標，用來評估糖尿病患者未來是否會罹患心血管疾病。

幾年之前，同一研究團隊也曾經公布，高血糖會使紅血球與血紅素遭氧化破壞。血紅素是血球細胞中攜帶氧氣的重要物質，可以將氧氣從肺部運送至身體組織，再帶走組織中的二氧化碳。此印度醫學團隊在二〇〇八年又發表了另一項結果，表示血糖會大幅改變細胞膜的電動態，增加凝集的可能性。

至於辛納屈醫師的表面電位研究，則提供了耐人尋味的結果，也許可以解釋糖尿病患者爲何可從接地中獲益。但接地顯然不只對糖尿病患者有用，更能嘉惠所有人。表面電位值改善只是接地較明顯的好處之一，但也可能是最大的好處。

最佳實例：久潰不癒的舊創口長出了粉嫩的新皮

二〇一〇年初，辛納屈醫師的簿記員茱蒂．米歇爾（Jodie Mitchell）的八十一歲老母親，因爲糖尿病的併發症而痛苦不已。老太太是退休的校車司機，每天晚上都會因爲腿部嚴重抽痛而被痛醒多次，她的腿部經常出現嚴重的創口，經過很長時間都無法癒合，這是糖尿病患常見的症狀，很可能是由循環不良所引起。

有一次她的小腿上出現了二十五分錢幣大小的創口，而且對一般治療不起反應，辛納屈醫師便建議她試試接地。經過接地睡眠三週後，她腿部抽痛的困擾幾乎完全消失了。茱蒂轉述，她的母親現在能夠一覺到天亮，再也不會因疼痛而醒過來，體力也大幅改善，原本無法治療的創口也收口了，上面還新長出一層粉嫩的新皮膚。茱蒂的母親一直持續接地已經三年了，不僅精神健旺，而且身上再也沒有長出新的創口，腿部疼痛也降到最低。（在書前的彩圖5照片中，你可以看到接地改善了血液循環及足部創口，這些都是像茱蒂母親這樣的糖尿病患者會碰到的問題。）

波蘭醫師的臨床報告

波蘭心臟科醫師卡洛．索凱爾及兒子神經外科醫師帕維爾記錄了大量接地對生理的影響案例，時間長達二十年以上。「就我們所見，接地對糖尿病相當有幫助，有些人光是赤腳多走些路，血糖就降到讓我們可以停開胰島素的程度。我們發現在有些案例中，接地加上藥物甚至可能使血糖變得過低。」他們進一步分享了下列細節：

想想看，要是能告訴病患：赤腳多走點路，也許就不用再使用胰島素或其他藥物，這不是很不可思議嗎？但我們發現接地就是這麼神奇。能不能停用或減少藥物，完全取決於血糖高低。在口服藥方面，我們發現有些病患只需多赤腳走路，就不必再服用降血糖藥物。

波蘭的氣候不適合一年到頭都赤腳，要赤腳出門得等到晚春及夏天。要是病人家裡有水泥地或石地板，也可以光腳在室內行走或在坐下時讓赤腳接觸地面。一天這樣光腳數小時，病患常常可以在數週後減少藥量。但當然不是每個人都能天天花這麼多時間光腳接地。

我們做過的血糖實驗顯示，只需持續接地三天兩夜，就足以降低糖尿病患的血糖值。實驗對象是十二名志願者，其中有六人是眞正接地的實驗組。我們需要更多受試者來進行進一步實驗，才會知道該接地多久，才足以讓血糖降到讓醫生可以減低藥量的程度。有些人也許只需三個晚上就夠了。

一位澳洲醫師的經驗談

大衛．理查斯（David Richards）是澳洲新南威爾斯伊路卡鎮（Iluka）整合家醫科的醫師，他表示行醫三十多年，對糖尿病性神經病變的患者只能盡量試著控制血糖，而這對足部麻木一點幫助也沒有。但是，接地完全扭轉了這個難題。他說在大部分病例中，病人首次接地一小時後，足部麻木都會多少有改善。他們接地的方式是將光腳放在接地墊上，有些患者接地一次後，麻木改善的感覺可以持續十天之久，而接地越多，效果越好。他詳細敘述了用接地幫助糖尿病患者的經驗：

> 一名女性糖尿病患者表示，接地一次後，她的足部麻木改善了七五％左右。接地兩次後，她的麻木感完全消失了。到目前爲止，在我二十一名有此症狀的患者中，大部分人的足部麻木都痊癒了。現在我特別留意爲糖尿病患者接地，哪怕他們沒有併發症的困擾也一樣。我相信接地可以對抗發炎，幫助血液流至全身的細小血管，達到預防的效果。
>
> 看診時我會親自爲病人抽血，反覆觀察血液黏度的變化。以一位神經病變得到改善

的病患爲例，他的血一度濃稠到還沒進入針筒，就塞住了抽血的針頭，但是自從他開始接地以來，這種事就再也沒發生過了。另外還有三名腎病患者的腎功能恢復了正常。其中一人告訴我，她看的腎臟專科醫師曾經告訴她，她再過三年就得洗腎了。我讓她開始在家接地，兩個月後她再次就診，醫生改口說也許再過五年才需要洗腎。當我再度見到她時，她說她的腎功能仍然維持原狀，如果狀況像這樣持續穩定的話，也許她永遠都不必洗腎了。

還有一名糖尿病患者則採取赤腳釣魚的方式。他告訴我，他原本已經忘記石頭有多尖銳，沙子又有多燙，他原本已經失去了這些知覺，但是現在這些感覺又回來了！另一名病患則形容自己的病況是「緩慢發展的腎臟疾病」，我從來沒聽過有人用「緩慢」來形容腎病。

我一位病患的連襟勉強嘗試了接地，當時他已經開始洗腎了。接地後他的腎臟科醫師告訴他：「我不知道你做了什麼事，但是好好保持。」還有一名有血管疾病的病患，現在已經接地睡眠，有一次他在看診時責備我：「你爲什麼不在幾年前告訴我這回事呢？」原本雙腳冰冷的他，只要接地幾分鐘，雙腳就會暖和起來。

我還見過兩名眼部症狀穩定下來的病人。另一名患有青光眼的病人則表示視力改善了：「就像電視螢幕上的保護膜被撕下來一樣。」另一名患有心臟瓣膜脫垂的病人，則是在做心臟超音波檢查時發現問題消失了，連他的專科醫師也無法解釋這個狀況。有一名病患在接地前患有嚴重憂鬱症，但是在我的診所裡每週接地兩次，持續數月後，憂鬱症消失了。我還發現，接地的病患通常都可以減少藥量。有一名病患現在只需在飲食控制不理想時才需要服用胰島素，另一名病患的每日胰島素藥量則從八十單位降至十到二十單位。我還認眞地告知病人，要留意自己的病況改善，適度減少某些症狀的藥量，像是高血壓藥、甲狀腺與血糖控制藥，尤其是抗凝血劑。對那些服用抗凝血劑的病患，我會每兩週爲他們測一次凝血程度，如果兩個月後狀況持續穩定，再改爲每月確認一次。目前爲止我沒發現任何問題。

接地爲醫療帶來了完全不同於以往的新意義。大部分醫師都預期病患的狀況日漸惡化，只能增加開藥種類與藥量。現在病患的狀況既然能夠出現明顯的進步，藥量也能夠降低，我認爲長期而言，接地也能降低他們患上心臟病、中風的風險，讓他們更健康。而且接地不光是對糖尿病有幫助，最近我開始爲一名新患者接地，她在二十六年前動過脊椎手術，從那之後就無法移動腳趾，也感覺不到她左腳的腳掌與小腿。但現在她的感覺回來了！要不是因爲接地，她可能一輩子都得拖著她口中的「死腳」。有些男性病患告訴我，自從開始接地睡眠後，他們排尿時變得更有力。

行醫多年，很少能讓我發出「哇！」的驚嘆聲，我們大部分時候只能依據邏輯思考下判斷，沒什麼發揮創意的空間，但自從在醫學中加入接地後，我的生活中多了不少驚奇時刻。

接地與血壓

高血壓的眞正成因目前尚不明朗，但高血壓對人體的影響範圍極大，而且病例增加的速度快得令人心驚。世界衛生組織在二〇一三年的一份報告中指出，高血壓的併發症，如心臟病與中風等疾病，每年在全球導致九百四十萬人死亡，而且再過十年左右，預計會有十五·六億人受相關疾病所苦。

過去幾年來，辛納屈醫師一直利用非藥物方式來進行預防與治療，這些方式包括飲食控制、營養品、身心靈方式、運動等。他發現在不以藥物治療的前提下，輕微高血壓是最容易控制的症狀。病人若是患有嚴重高血壓或高血壓造成的腎臟疾病，就必須服用藥物控制，而接地則是另一項重要的治療手段。他常常聽到病患提起，開始接地後血壓改善了。有些人還說醫師降低了他們的藥量，有時甚至完全不開藥，下面是兩個例子。

- 我的血壓藥雖然維持原劑量，但是血壓卻穩定保持在比先前更低的狀態，自從我服藥控制血壓十年來，這種事第一次發生。
- 我八十六歲的母親反應非常好……她已經服用四種控制血壓的藥物多年，但接地讓她的血壓降到我們不得不一度讓她停藥。現在她只需服用一種新藥，而且藥效也不用那麼強了。

像這一類的回報不斷出現，只要你想想接地帶來的效果，你就會知道這些都是理所當然的。接地可以：

- 改善循環與血液電動態。
- 穩定神經系統。
- 使壓力荷爾蒙皮質醇分泌變正常。
- 改善睡眠。
- 減輕發炎與疼痛。

事實上，接地也許是降低血壓最簡單的方法，你只需在睡覺時接地，既不用吃藥也不用做別的事。根據觀察，到目前爲止，血壓下降最多的病例，都與疼痛、焦慮、對慢性疾病的恐懼減輕有關。如果你有高血壓，正在服藥控制，又想開始接地，請先請教你的醫師，好讓他根據你的情況調整藥量。你可能必須在家自行追蹤血壓變化，再記下接地前後的血壓變化，帶給你的醫師做參考。

有些人在開始接地後，血壓會不降反升。但接地造成的變化不可能讓血壓上升，病患的血壓只可能下降或持平，所以血壓上升與接地無關，可能是由於患者的情緒壓力過大，或病患自行停藥所引起。

克林特．歐伯記得早期接地實驗中有位男性受試者，在實驗八週期間血壓一直處於高檔，一直降不下來。克林特回憶道：「他的血壓變化非常少，一直在一六〇左右。但是其他受試者的血壓都降下來了。我便問參與實驗的醫生，那位先生怎麼了。結果得知，原來是他正面臨嚴重的財務危機。」

克林特還提供一名男性的案例。那位先生已經接地多年，血壓通常在一一〇到一三〇之間，但是在他的伴侶去世後那一陣子，他的血壓飆高至一六〇 mmHg，而且有八個月都降不下來。後來他的兒子因爲心臟病猝死，讓他的血壓再度狂升，雖然他白天晚上都接地，一天接地好幾個小時，血壓仍然有好一陣子處於高檔，那是失去親人的嚴重創傷所致。

接地與心律不整

「我的心跳怪怪的，這樣很嚴重嗎？」

每個心臟科醫師與家庭醫師都曾經從嚇壞的病患口中聽過這個問題。這通常是心律不整，一種常見的心跳不規則狀況。簡單說來，就是你的心跳走拍。心律不整可能只是輕微的心室早期收縮（PVCs），也可能是嚴重的心房震顫或惡性心室異常。引發這些症狀的原因通常是情緒壓力，或是導致交感神經過度緊張的混亂狀況。PVCs 通常是良性的心律不整，可能是心跳多拍或漏拍，也可能兩者皆有。病因則可能是攝取過量的咖啡因或酒精、鎂與鉀不足，以及各種心臟毛病。PVCs 可能在你躺上床睡覺時發生，可能讓你在半夜驚醒，也可能在你蹓狗或在電腦前工作時突然發作，時機並不固定。要是它們太常發生，可能會嚇掉你半條命，讓你連滾帶爬地去找醫生，甚至衝進急診室。

PVCs 的成因是控制心室電流的細胞因爲心臟肌肉受到刺激，送出了錯誤訊號。接地對減輕 PVCs 非常有效，從下面例子就可得知。

我在幾年前聽說了接地，心想這對我的睡眠可能有幫助，當時我完全沒想到，接地可以減輕我的 PVCs。出於好奇，我開始用手環接地，當時我夜間會發生多次 PVCs，嚴重干擾我的睡眠。根據心電圖監測記錄器，我在二十四小時內發生了超過六千次 PVCs，最糟的是我幾乎每次都有感覺。當我接地睡眠到第三個晚上時，我驚訝地發現，我完全沒有感覺到任何 PVCs。而且平常我若是向左側躺，通常都會引發 PVCs，但在接地睡眠時，我就算左邊側躺著睡也沒有問題。

從我接地至今已經有兩年半了，雖然在這段期間我沒再做過心電圖監測，但是我完全沒有再感覺過 PVCs，它們就這樣消失無蹤了。我的睡眠改善許多，簡直就像重獲新生一樣。

——辛辛那提市的心理健康諮詢師溫蒂・桑德斯（Wendy Saunders）

心房震顫

想像一下，如果你的心臟不是以穩定、舒坦、可預期的節奏在跳動，而是時而震動、時而抖顫，有時又毫無規則可言地狂跳，那會是什麼情形？心房震顫就是這種症狀的名稱，也是最常見的心律不整。每年都有二百萬人左右被診斷出患有心房震顫（簡稱 a-fib），這個症狀雖然本身並不致命，卻會導致心臟衰竭或中風。發病的感覺當然非常可怕，人們常常以爲自己得了嚴重的心臟病。

在正常心臟跳動中，一束名爲竇房結的特化心臟細胞會發送電流訊號，刺激心臟上半部的腔室，也就是心房同時收縮。但是在患有心房震顫的病患身上，細胞放電變得錯亂，導致心房各處收到的訊號不一，心房沒有收縮，反而快速不規則跳動，結果無法產生正常的同步搏動，血液停滯的風險增加，心臟腔室更容易出現凝結的血塊。醫師通常會爲這類病人開抗凝血劑，避免產生血塊。這類患者在接地後，通常都有很好的效果。

一九九六年，我覺得胸痛、心跳急速顫動，醫生的診斷是我得了心房震顫，那感覺非常可怕。你不知道下次發作是什麼時候，也不知道自己能不能活過每次發作，就我而言，我是因爲工作壓力太大而發病，因爲我在工作時提出的建議與決定會影響別人的人生。大部分時候我的症狀都能以藥物控制，但是在藥物無法阻止我的心臟狂亂跳動時，我就得接受電擊，把心臟硬拉回正常節律。我大概每隔九個月左右就得挨上一次電擊，而藥物控制也讓我苦不堪言，因爲它們完全奪走了我的活力。

我從二〇〇〇年開始接地睡眠，原本晚上無法睡熟，動不動就醒來的我，變得夜夜好眠。我後來又買了一塊接地墊，在閱讀或看電視時使用，甚至在壓力極大的辦公室裡，我也開始使用接地墊。我發作的間隔慢慢變得越來越長，從原本數天發作一次變成數週、數月才發作一次，而且也慢慢可以停藥。我的病情在二〇〇六年惡化過一次，我想那跟我哥哥去世帶來的壓力有關。當時我不得不重新服藥，但是在那之後，我就沒再吃過藥了。

二〇〇八年十月發生了經濟危機，但我的心房震顫沒有再發作過。無論何時，只要我覺得焦慮、心跳突然變得急速或不規則，我就會開始接地，三十分鐘後一切都會恢復正常。不用說，我當然很感謝自己能夠平安無事地度過那些難熬又緊張的時刻。

——科羅拉多州財務顧問鮑伯・馬龍（Bob Malone）

接地可以提升身體的能量燃料ATP

身為新陳代謝心臟科醫師，辛納屈醫師對促進心臟及身體的能量製造極感興趣。而在他眼中看來，接地的另一大好處就是可以簡單、安全又有效地提升活力。

警告：接地與抗凝血劑

如果你正在服用可邁丁或其他抗凝血藥物，最好在接地前先跟醫師討論。如上文所述，接地有抗凝血效果，接地再加上服藥可能會讓血液變得過於稀薄，影響抽血檢驗的數值。在醫生同意下，你可以先開始最低限度的接地，像是在公園赤腳散步、在青草地上赤腳坐個一小時，或是在看電視時使用室內接地產品。

一開始必須在醫師指導下時常監測血液狀況，確認藥量是否需要調整。你可以逐漸增加接地時間，但必須謹慎監控整個過程。

多年來他一直建議病患服用CoQ10、左旋肉鹼、D－核糖及鎂等營養補充品，以便讓缺乏養分的心臟細胞提高生物能，保護細胞不受老化、環境毒物、壓力及無時無刻都存在的氧化作用侵襲。他稱上述營養補充品為「神奇四靈藥」，也寫過多本著作及文章推介，因為它們能夠補充一般病患體內缺乏的重要生物原料。這種利用營養品幫助心臟恢復功能的做法一直都很有效，而現在接地成了另一種恢復細胞運作、重建心臟功能的重要手段。

辛納屈醫師相信生物電能得到加強的地點，是在我們身上數兆細胞的粒線體裡。粒線體就像微型的發電廠，視細胞必須提供的能量多寡而定，單一細胞裡的粒線體可能多達數千個（心臟與腎臟細胞含有的量最多）。粒線體毫不停息地執行複雜的程序，電子就像足球一樣，在組成生產線的酵素之間不斷傳遞，製造出名為ATP（腺苷三磷酸）的物質，那是提供細胞能量，使其正常運作及自我修復的基本燃料。也許接地正是透過提供身體大量電子，讓粒線體得到充沛原料，促進所有細胞製造ATP。辛納屈醫師表示：

我花了執業生涯大部分時間才終於學到，心臟運作完全繫於ATP，而不管要治療任何心血管疾病，恢復心臟細胞的ATP製造都不可或缺。我領悟到患病的心臟會造成重要的ATP流失，諸如心絞痛、心臟衰竭、無症狀缺血、心臟舒張功能異常等症狀，都會造成ATP缺乏。

有關細胞能量製造還有另一個重點，那就是電子在通過「生產線」時會處於高能狀態，而這些能量最後會被傳送到ATP上。科學家指出這些活化的電子處於激發狀態，而大地所提供的電子也許正屬此類，也就是帶有較高能量的電子。換句話說，也許大地不但提供我們電子，而且還是能量特別高的電子！

就跟任何可能改變保健觀念的新學說一樣，接地必須經過徹底的研究與客觀的測試，結果也必須公開在專業期刊上發表。辛納屈醫師曾多次將上文提到的表面電位研究投稿至主流心臟病學期刊，但始終得不到正面的回應。每次遇到傳統醫學如此排斥突破現有框架的新觀念時，他總是難掩失望。畢竟醫生要是沒有接受新觀念與不同意見的胸襟，就會造成病患的損失。接地是如此有效、如此天然、影響又如此廣泛，實在不該受到忽視。

在這個醫療開支破表、慢性疾病不斷增加的年代，現有的醫療體系與在職的醫師都需要所有可能的幫助與手段，好讓病患得到最有效、也最經濟的照護，而接地正提供了這樣的選擇。辛納屈醫師期待未來有更多相關研究問世後，醫療社群能夠更願意擁抱接地。

接地，也許是我們能提供給病患的最天然藥方，而且跟任何臨床治療都完全不衝突。

12

接地氣，花最少的力氣，恢復全面的健康

接地可以對身體產生從頭到腳的全面影響，這些改變通常明顯又迅速，但有時則細微漸進。在本章中，你會讀到來自醫生和病患的見證，證實接地對改善健康的龐大潛力與深遠影響。

接地推廣大使

許多有接地經驗的人都成了接地大使，迫不及待地與家人朋友分享這個訊息，其中一名推廣接地多年的熱心人士是吉姆．希利（Jim Healy）。他長年從事醫療儀器的開發，在監測、診斷及治療技術上，他是研發銷售的先驅。他曾在多年前參與設計首套九一一救護車與救難直升機，還是愛達華州沙點鎮（Sandpoint）國際醫療儀器公司 Lead-Lok Corp. 的董事長。以下是他本人親述的接地經歷。

我在醫療儀器這一行已經待了半個世紀，一九六〇年代晚期我開了一家公司，專門檢查升級醫院裡的電子儀器，確保它們正常接地，因為未妥善接地的儀器若是遇到電流

不穩或突然升高，可能會對正連接儀器的病患造成致命的電擊。當時我們只知道爲儀器接地可以避免觸電危險，沒有人想過直接爲病患接地會有好處。

第一次聽到爲人體接地時，由於我有相關背景，馬上就接受了這個概念。克林特．歐伯在我腿上接了一片接地貼片，我的腿本來有慢性疼痛，但是接地不到二十分鐘，疼痛就減輕了，於是我開始接地睡眠。我很快就注意到自己的睡眠狀況變好，而所有隨老化而來的疼痛也都得到改善，我開始思考自己可以幫助身邊哪些人。我想到的其中一人是一位朋友的女兒，她患有多發性硬化症，而睡眠接地的效果好到讓她難以置信。她告訴我，現在她早上起床再也沒有平常的疼痛了。有一次她來看我，提到自己剛度假一個月回來。她說她沒有帶上接地床單，但身體狀況仍然良好，還說：「我的狀況跟睡在床單上時一樣，甚至更好。」現在就算回到家，重新睡上接地床單，她也未曾感到任何不同，所以她開始擔心床單是否仍然有用。

這事勾起了我的好奇心，所以我便問她到哪裡度假了。原來她和男友到墨西哥的下加利福尼亞州租了棟海灘小屋，在度假那一個月中她幾乎不穿鞋子，不是在沙灘上散步，就是到海裡游泳或浮潛。我告訴她：「這就對了。其實妳每天都在爲自己接地。赤腳直接接觸大地，或是在鹽水中游泳，就是最強效的接地。接地床單、接地插座、接地棒之類的東西不是魔法，它們都只是讓妳重新連結大地的方法之一。不管妳是在海灘、在自家後院赤腳散步，或是睡在接地床單上，都能得到同樣的效果，而且時間越多，效果越好。」

不帶接地床單，我絕對不出遠門

另一位接地大使是唐娜・提斯戴爾（Donna Tisdale），她是納許維爾市（Nashville）頂尖的房地產經紀人，一直都受到嚴重的季節性過敏所苦，有時一打噴嚏就是連續十幾次，經常得買一大盒抗過敏藥，吃上一整個月。但從她接地到現在已經過了五年，半顆過敏藥都不再吃了，不再因爲討厭的花粉而發炎，半夜也不用起來擤鼻涕，可以好好呼吸睡覺，換句話說，她一點過敏反應都沒有了！此外，她一直患有一種叫做環狀肉芽腫的特殊自體免疫皮膚病，看遍了所有皮膚科醫師，沒有人能治好，但接地後，手臂和腿上的患處已經幾乎痊癒。除了她本人不中斷地持續接地外，她也積極鼓吹身邊的親人接地。

我九十二歲的老母親已失禁二十年，她曾經動過膀胱手術，但是沒有治好，一天得用掉十五到二十塊尿布。她開始接地睡眠六週後來看我，待了一個月左右，一天只用了一到兩塊尿布。「我想那是床單的功勞。」她告訴我。此外，她原本因爲受傷的關係，肩膀痛了三年，右手無法舉過肩上。在她來看我期間，我看到她用右手梳頭髮，便問她爲什麼做得到。她答道：「我的肩膀不痛了。我想也是因爲床單的關係。」

在開始接地前，醫生告訴我先生比爾，他以後得做膝關節置換手術，當時我先生因爲疼痛的關係，膝蓋必須接受注射。然後我們開始接地，他很快就恢復到不必注射。一年後，也就是二〇〇九年，我們在一場親戚的婚宴上跳了舞，先前因爲膝蓋的關係，我們已經好幾年沒有一起跳過舞了。他已經七十好幾，但是自從開始接地以來，膝蓋狀況一直很好，至今都還不必動手術。先前他還有足底筋膜炎，但現在症狀也消失了。

從一開始，接地床單就讓我們的睡眠狀況改善許多，比爾也不再像以前那樣，一個晚上要起床三次。我們開始接地睡眠幾週後，有一次週末到外州去拜訪家人，我想帶著床單，但比爾不想，所以我就放棄了。結果到了外地，晚上睡覺時他翻來覆去，一下起身、一下躺下，一點都睡不好。等到聖誕節我們要到奧斯汀市看孫子時，猜猜我們做了什麼？我們把床單也帶上了！現在我們到哪都離不開接地床單了。

以最低努力達到最大效果

大衛．伍夫（David Wolfe）住在聖地牙哥，是保健作家與演講專家。自從他在六年前開始接地以來，遇上了三項令人驚訝的變化。第一是他身上原本有一處長年發炎的頑強感染，一直無法痊癒。感染部位在腳拇趾處，初次發炎大概是八年前。他和傷口搏鬥多年，最後傷處腫成一團，看起來像是結痂的組織，偶爾會讓他感到不適。後來他開始在打電腦或講電話時使用接地墊，才過短短兩天，傷處腫脹就消失了，簡直就像變魔法一樣。

同樣的，他還有一顆非常敏感的牙齒，情況已經持續三十年了。他在十四歲時弄裂了那顆牙，從此它就對冷水與甜味的東西非常敏感。但在接地數月之後，那顆牙不再那麼敏感了。但最大的改善，還是要屬過敏。他對貓及花粉，尤其是豬草花粉非常敏感，只要一碰到，就有兩、三天什麼事也做不了。在花粉全盛季節，他整個肺裡都是黏液與液體，眼睛、耳朵、喉嚨嚴重發癢，甚至會流眼淚。在他開始接地後，已經度過了兩次花粉季，但一點不適感也沒有，現在甚至還可以在養貓人家裡待上一個小時，以前他連他們的大門都不敢進去。除了他自身的改變外，也從其他接地者那裡聽到神奇的故事：

有一次，在我舉辦的健康研討會上，有位女士顯得很痛苦，她就坐在前排，所以我清楚看到她忍痛的表情。我到她身邊問她怎麼了，她說她患背痛已經二十年了。當時我身邊剛好有塊接地墊，就把墊子接到牆上的插座，讓她把墊子放進襯衫裡貼著背。過了一小時二十分鐘，在我的演講結束後，她的臉色已大幅好轉，她不敢置信地表示疼痛消失了。

幾乎所有接地睡眠的人都說自己睡得更好，另一樁有趣的反應則是有幾個人告訴我，當他們在電腦前接地時，感覺很不一樣。他們用的形容詞是「舒適」、「安心」、「有安全感」。當中有幾個人表示現在要是沒有接地，他們就不想在電腦前工作了。

身為保健推廣者，我特別重視方法天然、有助療癒又能幫助大多數人的療法。我尤其關注有哪些方法能用最低的努力換取最大的效果。在接地一個月後，我很清楚這就是我要找的東西。在我見過的療法中，接地以最低的努力提供了最大的好處，事實上你根本什麼都不必做！

專業醫療人士的看法：接地提升了生活品質

加州恩西尼塔斯（Encinitas）的營養醫學與整合精神病學醫師大衛・葛斯坦（David Gersten）

在幾年前發展出一套健康地圖，他稱之爲「因果關係圖」，可以用來追蹤人們爲什麼會患上慢性疾病。他把地圖濃縮到只剩三層：所有慢性疾病都有主要病因（第一層），包括基因、感染、毒物影響、消化問題、吸收不良，以及心理、情緒、壓力因素。第二層則是身體對上述第一層原因的反應，主要爲發炎與壓力症狀。第三層則爲身體生化反應的失調，他稱之爲新陳代謝混亂。憑藉多年的經驗，他認爲接地對第二層的症狀有深遠的治療效果。

我個人接地歷史約有七年左右，現在接地已經成爲我行醫的一部分了。在我的病患當中，許多人是因爲已經走投無路，才找上我這樣的醫生。當我建議病患接地後，常常得到的第一個反應是隔天早上收到電子郵件，病患告訴我：「昨晚是我多年來睡得最好的一晚。」我曾經將一套接地工具送給一位九十六歲的朋友，她身患嚴重的骨關節炎已經長達二十五年。我沒對她解釋半個字，只告訴她的兒子該怎麼使用那套工具。過了幾天後，我打電話關心她的情況。她的兒子告訴我，說他母親的疼痛減少了四分之三左右，但眞正神奇的是她重拾了往日的活動力。她在六個月前中風過一次，雖然復元狀況良好，卻失去了對生活的熱情。中風前她曾經忙於旅行與演講，現在她的兒子告訴我：「一切都回來了。」

我見過許多患有慢性疲勞症候群的病患，他們通常都有記憶、專注力的認知問題，而且腦袋一片混沌，其中有位六十五歲的女性還長期兼患有高血壓。我建議她進行接地，在開始後的第三十一天，她寫了一封電子郵件告訴我，現在她不但精神好得多，認知能力也突然回來了，更重要的是，她的血壓下降到更接近正常值。我建議她每天都要留意監控血壓，原本她每天都得服用醫生開的兩種降血壓藥，但因爲她的血壓迅速恢復正常，醫生改開了另一種藥效輕得多的血壓藥。另一名慢性疲勞病患則受焦慮所苦，開始接地後，她的焦慮立即大幅減輕，整體健康與活力也得到改善。她形容自己感到與大地、周遭的一切，以及自己的內在核心重新相連。這種接地時的連結感如此深刻，以致她連上班都帶著接地墊。

身爲醫生，我從病患得到的迴響是如此熱烈，這讓我知道接地有改變人們一生的潛力。至於我本人，幾十年來一直爲所謂的圓錐角膜所苦。這種症狀會讓眼睛的角膜越來越薄，最後像氣球一樣爆開，導致視力嚴重受損，也無法再戴上隱形眼鏡。幾十年來我做過五次角膜移植手術，其中右眼的三次手術出現排斥反應，導致嚴重發炎，角膜表面也出現幾百個微型水泡，排斥反應到了最終階段時，簡直讓人痛不欲生，我常常得服用高劑量的止痛藥，而且每天早上起床時眼睛總是有分泌物。

在我開始接地四個月後，突然發覺眼睛的分泌物不見了，從那天開始，我再也沒有遇過這方面的困擾，眼睛的疼痛程度也降低了。我的右眼已經完全喪失視力，左眼雖然沒有角膜移植的排斥問題，視力卻一直持續喪失。我的視力已經持續降低十五年之久，但當我開始接地以後，視力惡化停止了，甚至還開始進步。我的驗光師對這個戲劇性的改善感到非常不可思議。他說從來沒見過有退化性眼疾的人在幾十年後突然有進步，對我而言，這實在稱得上奇蹟。

接地改變人生——一位精神科醫師的觀點

北卡羅萊納州摩斯維爾（Mooresville）的整合精神科醫師崔西・萊茲（Tracy Latz）表示：「我喜歡挖挖土，感受自己跟大地的連結。我也發現赤腳在草地上散步可以有效減輕壓力。我在精神科看診時，常常建議病患併行接地，作爲治療手段的一環。身爲醫師，我認爲接地是我多方位進行治療的重要工具。」

根據她的觀察，接地對精神科病患有如下的幫助：對於有焦慮症狀的病患（包括創傷後壓力、廣泛性焦慮、恐慌症等），接地都能讓他們更有安全感。透過改善睡眠，接地還可以讓腦內的血清素濃度趨於正常，降低引發焦慮的皮質醇濃度。當皮質醇濃度處於高檔時，若是遇上壓力情境，會令人更容易進入「戰逃恐慌」模式，變得更容易被激怒。皮質醇濃度若是降低並變得穩定，我們就會更平靜、更和緩、更容易專心，不管對自己或他人都更有理解心。有些病患會在焦慮改善後停止接地，她都會一再地提醒他們，別忘了他們是因爲什麼才好起來的。

> 許多由疼痛科醫師轉介到我這裡的慢性疼痛病患都對藥物反應不佳，或者已經產生抗藥性，但接地通常都能改善他們的整體發炎症狀。我也見過麩質不耐症或大腸激躁症的病人病情大幅改善，他們未必可以完全復元，但是因爲不耐症或腸胃症狀減輕，疼痛與焦慮也改善了。
>
> 我也推薦有自體免疫症狀的病患進行接地，我有兩個患有紅斑性狼瘡的病患病情都大有起色，他們的主治醫師將此歸功於他們在病程發展中得到一段「平靜期」。我見過

許多患有慢性疲勞的病患，他們耗盡了身上的腎上腺激素，當中絕大部分的人都經歷過高度壓力。接地減輕了他們的疲勞，讓他們平靜得多，當睡眠週期改善後，他們的腎上腺問題也開始有起色，讓他們更有活力，自我感覺更好。

我有個朋友是一家大銀行的系統程式設計師，每天要盯著不只一個螢幕工作，工時可達十小時，每週工作多達六至七天。他一直處於壓力中，不是要回應求救電話，就是要這裡那裡地修復系統故障，這導致他幾乎沒有放鬆的時間，而這樣的步調也消磨了他的精力，讓他老化的速度快得可怕。有一天我送了塊接地墊給他，要他把墊子鋪在電腦桌底下赤腳踏著。隔天他打電話給我，說他很喜歡腳上「汽水冒泡的感覺」。「冒泡的感覺？」「沒錯，我可以感到腳底傳來微麻的刺激感，而且一直蔓延到腿上。」他解釋道。「我已經好久沒有感到狀況這麼好了，而且晚上也睡得不錯。」

我個人則是在二〇一一年開始接地後，立即發現睡眠改善了。十幾年前我曾在一次意外中受傷，股骨裂了一小塊，從此我的左膝就不時感到疼痛。但接地後這個狀況減輕了許多。現在只有在氣溫陡降，或是大氣壓力突然變化時，我的左膝才偶爾作痛。我家三個青春期的兒女現在也都接地睡覺。大女兒有音樂專長，先前曾抱怨脖子與肩膀老是覺得痠痛；另外兩個兒子則擅長運動，一個打橄欖球，另一個打長曲棍球。他們都說自從接地以後，現在睡得更好，肌肉發炎改善，而且受傷時恢復的速度也快多了。

對抗發炎的全新強效工具

賓州吉內特市（Jeannette）的脊骨神經醫師馬汀・蓋勒格（Martin Gallagher）表示：「像我

這樣的整合醫學醫師有許多方法可以對抗發炎，幫助患者恢復。現在我們多了一種新武器，那就是接地。雖然過去接地的好處不爲人知，但人們正迅速認知到接地天然、簡易、強效，而且是極爲重要的解毒劑。在我的專科脊骨神經醫學裡，接地巧妙地加強了其他治療手法，包括藥物、按摩療法、增生療法、針灸、飲食改變、口服與靜脈注射維生素、冥想等。」

接地也成了蓋勒格醫師建議病患進行的主要療法。他已經見識過接地對下列患者的療效：急性與慢性疼痛、纖維肌痛、偏頭痛、頭痛、慢性肌腱炎、滑囊炎、關節炎等。許多自體免疫系統疾病，像是類風溼性關節炎與紅斑性狼瘡等，也可以透過接地得到控制。

許多慢性疼痛病患都有憂鬱、失眠、焦慮的症狀，而接地則是不需服藥的獨特療法，可以減輕疼痛、痙攣、發炎，同時帶給患者可以得到休息的深沉睡眠。這些因素都有助於處於憂鬱狀態的患者更快且更有效地恢復健康。

> 我有些病人患有慢性髖部、腿部或肩部疼痛，必須服用抗發炎藥物，常常在晚上睡覺翻身時突然被痛醒。現在有了接地，他們可以睡得更好、更沉穩。事實上，接地可以穩定幫助患有失眠的病患。

接地改善顳顎關節疾病、牙周病

緬因州奧古斯塔鎮（Augusta）牙醫師查克．穆尼爾（Chuck Munier）表示：「我在當牙醫前念的是機械工程，所以遇到新事物時，也會像工程師一樣，主張『眼見爲憑』。介紹我接地的是一個熱心推廣接地的病患，不用說，我當然非常懷疑。但是在接地床單上睡過一晚後，我的懷疑完全消失了。」

我腳上有一處感染，已經發炎好幾年了，再怎麼投藥都沒有反應。但是接地睡眠一晚後，我察覺感染處開始痊癒了，大約一週後，傷處就消失了，至今已經過了三年，一直都沒有復發，療效之佳令人讚嘆。

我在牙科執業四十年，已經學到控制發炎是預防疾病或將病情降至最低的關鍵。我原本就已利用飲食、生活習慣、運動來對抗發炎，接地則提供我另一套由電流著手的方法。接地可以有效發揮的症狀，包括急性顳顎關節疾病、下顎痛、磨牙、鼻竇疾病、頭痛、睡眠及打鼾問題等。遇到急性顳顎關節症狀時，若是在疼痛關節處直接貼上接地貼片，通常可以迅速緩和症狀。慢性症狀則需要較久的時間才有反應。

牙周病也是一種發炎過程，可以利用抗發炎藥物來治療。牙周病對接地反應良好，因為接地似乎可以抑制體內發炎，幫助牙周恢復健康。

接地加速疼痛緩解，加強肢體療法

新罕布什爾州多佛市（Dover）的疼痛及術後調理專家蒂娜·米克葛雷（Tina Michaud-Gray）已有二十多年的執業經驗，她說接地是她所擁有的最佳工具之一。比如說，有一次她為一名六十六歲剛動過拉皮手術的女士接地，才剛過一週，患者臉上就沒有手術造成的瘀痕了。

早在十年多前，她就開始在睡覺及工作時接地。她在按摩桌下擺了一塊接地墊後，讓她一天的總按摩量可達到以往的兩倍，而且不會覺得筋疲力盡。而在接地前，她結束一天工作後，總是累到連方向盤都無法握緊。

在進行肢體療法時，她也利用接地貼片來緩解肌肉的緊繃疼痛，這讓她可以同時做許多事，像是爲患者進行臉部回春按摩或減輕病患疼痛等。

接地可治燙傷

根據多年的觀察顯示，接地可以迅速減輕燙傷後的疼痛與後遺症。澳洲昆士蘭的針灸師路易斯．高登（Louis Gordon）就有親身經驗。二〇一二年某天，他下廚招待朋友時被沸油嚴重燙傷，傷處包括右手、臉部、耳朵及頭部後方。從驚嚇中稍微恢復後，他馬上將傷處浸在冷水中半小時，然後塗上蘆薈汁，當時傷處已經開始起水泡了。然後他拿出兩塊接地墊，一塊包住手掌與手腕燙傷處，再將耳朵與頭部的燙傷貼上另一塊。二十分鐘後，他拿下墊子察看傷勢時，驚訝地發現紅腫幾乎完全消失了，水泡也消退到幾乎看不見。

晚餐時我不斷用一塊接地墊輪流蓋住傷處，當天早早就寢，我對妻子說我可能有幾天得取消看診了，因爲手指燙傷處正好是平常持針的地方。當天晚上我接地睡覺，一覺到天明。到了早上發現，傷處完全沒有紅腫，而且連水泡都沒出現。於是我當天照常工作，完全沒受到影響。我想，或許我們應該在所有急救箱裡都放一塊夠大的接地墊。

接地與抗老化

老化是人生不可免的過程，而抗老化的目標不是活到一百歲或一百二十歲，而是在老化時仍然過得有尊嚴、有活力，避免疾病發生或使其降到最低，讓生活變得更滿足、更充實。接地能幫我們達到這一切嗎？

加州楊特維爾鎮（Yountville）的退休臨床心理醫師艾爾佛・貝爾頓（Arvord Belden）已經固定接地睡眠十多年了，在剛開始一年內，他就發現自己不再像之前那樣常跑醫院，患有關節炎的手部與髖部疼痛也減輕了。他還注意到心智似乎變得更清明，體力與耐力也變得更好。

接地大約一年後我做了健康檢查，醫生對我這把年紀還能這麼健康感到不可思議。而持續接地這麼多年後，我不敢說我逆轉了老化的過程，我的關節炎還在，但是不用吃藥控制。事實上，我完全不必吃藥控制任何疾病，就一個九十幾歲的老人而言，我覺得我的狀況好極了，體力也不錯。

我常常在院子裡勞動，做一些修剪樹木花草之類的活兒，所以免不了會有一些割傷或擦傷，甚至還曾跌倒。大概幾年前，我騎我的斜躺三輪腳踏車出門時，狠狠地摔到地上，但是沒斷半根骨頭，而且事後恢復得又快又好。我在院子裡受傷時也一樣。開始接地後我的睡眠狀況改善了，就算在半夜醒來，感覺上似乎在一、兩分鐘內就又睡著了。

多重好處：全面的接地效果

因爲失眠或疼痛而開始接地的人往往會感到驚訝，因爲他們在多方面都得到改善。以下是幾個相關的例子：

- 密西根州米洛鎭（Milo）的退休醫療人員琳恩．迪（Lynn Deene）：「二〇一〇年，我因爲足底筋膜炎與兩側跟腱腫脹疼痛而開始接地。先前我曾試過運動、冰敷、按摩、物理治療，但都效果有限。後來，我又因跌倒而傷了左肩與左前臂，要靠吃止痛藥來減輕痛苦，每天還得服降血壓藥。當我讀到接地訊息後，我便買了一塊接地墊放在電腦桌下。在電腦前工作一天後，我注意到我不像先前沒麼疲勞，下班後散步時精神也好多了。於是我馬上又買了一塊半幅的接地床單，兩週後注意到我的肌肉疼痛減輕了；三週後，我的兩腳跟腱有消腫現象；四個月後我像是換了一個人，跟腱恢復正常，足底筋膜炎也消失了，至於肩膀與手臂的疼痛也減輕不少，血壓藥也從二十毫克降到五毫克，血壓值持續改善，這是我十多年前開始服藥控制以來不曾發生過的情形。」

- 倫敦藝術家兼設計師葛萊梅．戴爾頓（Graeme Dalton）：「接地改善了我二十多年來（從十六歲開始）的失眠與溼疹。爲了這兩個毛病，我試過了所有常見的療法，但都只有暫時功效。從二〇一二年開始，我每天都到附近的公園赤腳散步一小時，雖然令人不敢相信，但我的失眠就這樣消失了；皮膚長年的疹子也減輕到幾乎消失。我已經好幾年沒有這麼舒坦過了，現在的我自信又快樂，身爲設計師與音樂人，我大部分的工作都跟創意、靈感有關。從我開始接地九個月以來，靈感源源不絕，產量比過去六、七年的任何時期都要多。」

● 奧勒岡州畢佛頓鎮（Beaverton）的按摩治療師凱倫・波爾（Karen Ball）：「二〇一一年我的狀況非常糟糕。當時我已經嚴重失眠二十多年，每晚只能睡上兩、三個小時，我還有消化不良、憂鬱症、十五年病史的臉潮紅、骨質密度過低，右髖部還有嚴重的關節炎。更慘的是，當時我的體重破百，超出正常體重約三十六公斤。我試過安眠藥，吃了成堆的褪黑激素、抗組織胺、保健食品，還試過熱水澡、草藥、冥想、氣功、心靈音樂，還有其他數不清的偏方，但是都無法解決問題。二〇一一年我開始接地睡眠，前三晚還是一樣沒有睡著，但是每晚在上面躺七到九個小時改善了我的精神，身體的發炎也改善了許多，原本腫脹的腳踝現在看起來正常多了。光是前三晚，我就因消腫掉了約兩公斤！一直到第六個晚上，我才眞正一夜好眠，幾乎每晚都能睡上四到八小時。睡眠改善對我意義重大，我也因此減重約十八公斤。」

「繼腳踝之後，我的膝蓋也恢復到水腫前的正常大小。這是五年來第一次，我終於可以看到我的膝蓋了。不僅如此，我的疼痛獲得舒緩，股骨自己回到正確位置，多年以來第一次能夠做些運動，出外散步。現在雖然大部分時間，我還是得拿枴杖幫助行動，但彎曲膝蓋的能力進步了，也能夠在我半畝大的庭園裡勞動，往返雞舍。還有半夜盜汗、臉潮紅的情況也開始減少，直到二〇一一年十二月完全消失，眞是一大解脫！」

● 荷蘭林斯荷頓市（Linschoten）的顱薦骨治療師蓋比．布斯克爾（Gaby Buiskool）：「我在二〇一二年聽說接地這回事，開始赤腳在外散步。我發現自己休息恢復的狀況變好了，身體也跟大地有了更多連結。我會測試我的尿液酸鹼值，發現每次只要赤腳散步半小時，尿液就呈微鹼性，而平常數值則平均為六．五左右。然後我開始在室內使用接地墊，只要把手腳放上去，馬上就會開始變暖和，那是血液循環變好的跡象。讓雙腿接觸接地墊睡兩晚後，肩膀的緊繃感消失了。一週後身體又有了其他變化，消化系統問題減少，甲狀腺功能變得正常，晚上不再盜汗，皮膚變得柔軟不乾燥，尤其是腿部皮膚。接著，我也用起了接地床單，一個月後，我的睡眠狀況大幅改善，雙腿上的靜脈曲張比較沒那麼明顯了。」

健康世界的新模範：雙城故事1

愛荷華州法爾費德鎮（Fairfield），人口數九千四百六十四人

法爾費德鎮有五百間註冊商家，據說多於其他同樣大小的美國城鎮。這裡是瑪赫希管理大學（Maharishi University of Management）的所在地，鎮上有數千名冥想者，當中有許多人從二〇一〇年開始就將接地當成生活的一部分。他們的感想，指出了接地廣泛的好處。

● 我原本患有亨丁頓舞蹈症（Huntington's disease），身體會不自主地動作，但是接地一個月

後我的睡眠獲得改善，更少咬到舌頭，而且吞嚥時更為容易。

- 我原本因為類風溼性關節炎而痛到影響睡眠，但是接地一個月後，我開始睡得更好，睡眠更深沉，更能恢復體力。我的手腕與膝蓋關節的疼痛減輕，活動程度也改善了。我的血液功能（評估發炎程度的紅血球沉降速率）原本一直在六十至九十之間，現在也逐漸下降，最新一次測量甚至只有二十九！這是五年來我第一次量到正常數值。
- 我是個漸凍人，就算在最好的情況下，睡眠也斷斷續續。後來我妹妹送了我一套接地床單，真是幫了我大忙！現在重新入睡變得更簡單了。我認為是接地配合飲食，讓我過去一年來的病情維持穩定。
- 自從開始接地睡眠兩個月以來，我的臉潮紅症狀改善了九〇%。
- 接地讓我的經前症候群消失了。
- 原本我因為兒時受虐留下的創傷，一直都有壓力症狀。但接地讓我睡得更好，我現在覺得快樂多了。
- 我為家裡十三歲的老狗買了一張接地墊。牠有一隻眼睛感染一年了，眼藥水可以暫時改善牠的症狀，但最後總是會再復發。牠開始睡在接地墊上後，眼疾就痊癒了，而且沒再復發過。
- 我注意到自己的長期焦慮在一個月內就得到大幅改善，我變得更樂觀，更能正向思考，心情也快樂多了。

健康世界的新模範：雙城故事2

阿拉斯加州海尼斯鎮（Haines），人口二千五百人

海尼斯鎮環繞著絕美的山景、冰河、流水，每年從秋天到翌年二月吸引了大批從事釣魚、健行、直升機滑雪的遊客。這裡也有全世界最大的白頭海鵰族群。接地於二〇一二年被引進此地，底下是幾則使用者見證：

- 大衛．奧勒盧（David Olerud）於一九八七年遇上嚴重事故，建築工地的牆塌倒在他身上，造成脊椎骨折，從此下半身癱瘓，只能靠輪椅度日。用他的話來說，就是「拖著死掉的半截身體」度日。自從他開始接地睡眠以來，腸胃功能改善了，髖部與一條腿的活動範圍增加了，膝蓋下方的肌肉收縮也變強了。幾個月後，他開始可以不靠別人幫忙，用輔助步行器走上幾步路，這是從他出事以來的第一次。奧勒盧目前是自然教育機構美國白頭海鵰協會（American Bald Eagle Foundation）的創辦人，評論自己病情時他表示：「我的進步聽起來沒什麼，對我這樣的病人來說卻是不得了的成就。」
- 鷹巢汽車旅館（Eagle's Nest Motel）的老闆霍頓夫婦（Janis and Shane Horton），在旅館外立了一塊牌子：「全美首創：內設接地客房。」他們說客人的一般反應是：「這是我好幾年來睡得最好的一晚。」或「我醒來時身上就不疼了，真是讓人驚訝。」

●提姆．華特（Tim Walter）是海尼斯丙烷站的老闆，也是當地的義消隊長。他在一九九三年受傷，四塊椎間板破裂，從此就一直受疼痛所苦。再加上疝氣的困擾，讓他形容自己「每天都是一場艱苦奮鬥」。他原本對接地非常懷疑，但是接地睡眠數晚後，身體的疼痛就消失了九成。到現在已經過了好幾年，他的疼痛沒有再發作。

●洛基（Rocky Seward）的老祖宗威廉．西華德（William Seward）曾是林肯總統時代的國務卿，一手主導了美國一八六七年從俄國手中買下阿拉斯加州的談判。他表示：「我打鼾很嚴重，還有睡眠呼吸中止症，常常半夜醒來，掙扎著吸氣。我有好多年都沒辦法好好睡覺，精神一直很差。但接地後家人告訴我，我不再打鼾了，呼吸中止症也消失了。現在我睡得很熟，白天精力也很充沛。」

接地與過敏

多年來，許多人都提到接地減輕或消除了他們的過敏症狀，以下是賓州巴利鎮（Bethlehem）的催眠治療師辛西亞．佛達（Cynthia Fertal）的親身體驗。

我在家裡養了好幾隻貓，牠們都是自己找上門來的。雖然我對貓過敏，還是歡迎牠們的到來，但我只能跟牠們待在同一間房裡一小段時間，然後就會開始打噴嚏，眼睛也開始紅腫落淚。

我從二〇一二年開始接地睡眠後，對貓的過敏就消失了，而且幾乎可說是一夜痊癒。爲了證明這一點，我還試著用臉去摩擦我家的貓咪，結果一點過敏反應都沒有！原本我出外採買時，也會盡量避開洗衣精那排走道，因爲它們的味道對我來說太過刺激。現在我不敢說自己喜歡洗衣精的味道，但至少我不用再特意繞開了。上述這些過敏問題從開始接地到消失，只過了極短的時間。

接地與關節炎

最常見的關節炎，包括退化性關節疾病、磨損性關節炎等，年紀越長，就越容易得病。類風溼性關節炎則是一種自體免疫疾病，侵襲的部位不限於關節，還包括眼睛、口部、肺部等。在骨關節炎與類風溼性關節炎這兩種常見的關節炎中，類風溼性關節炎的發炎狀況比較嚴重，但兩者都會導致疼痛、僵硬、活動能力降低或失能。以下舉兩則關節炎患者的描述，來說明接地對於關節炎的正面作用：

● 猶他州杜雷普鎮（Draper）的售貨員雪拉·柯蒂斯（Sheila Curtiss）：「我自出生以來健康狀況就很差，事實上要不是接地，我可能早就不在了。其中最讓我印象深刻、見效也最快的，是接地對類風溼性關節炎的效果。原本我的兩腿膝蓋都有嚴重的疼痛腫脹，症狀常常突然惡化，有時會腫到幾乎穿不下褲子，上下車時也得用雙手搬腿才能移動。骨科醫師說我最好在六到八週內安排膝蓋手術，而且在手術前活動要小心，膝蓋可能會突然卡住而無法動彈，讓我摔倒受傷。後來我在一場健康研討會上聽到克林特・歐伯的接地演講，決定馬上試試看。三週之內，疼痛和腫脹就消失了，全身關節也不再發出響聲。我從二〇〇〇年開始接地至今，人家開始叫我『赤腳女士』，現在我可以散步做運動，在屋裡上下樓梯也沒問題。」

●猶他州西谷市（West Valley City）的汽車技師史帝夫・嘉爾納（Steve Garner）：「修車維生對雙手和身體的損害很大，我一直做到類風溼性關節炎讓我做不下去爲止。一九九三年時我的手腕、腳踝、膝蓋開始劇烈疼痛，醫生診斷我得了類風溼性關節炎。接下來十二年裡，我每隔三個月就要到一家大學附屬醫學中心的風溼科看診，接受治療與評估。那段期間內我換過六種藥，每一種都有讓我受不了的副作用。後來，有人送了我一條接地床單，當時我根本不信這一套，但當疼痛逼得我不得不退休後，我什麼都願意嘗試了。我把床單找出來，開始接地睡眠，馬上就後悔爲什麼沒早點這樣做。我從第一晚就感受到身體的變化，那天是我多年來睡得最好的一晚！幾天內我的發炎與疼痛就緩和許多，四週後甚至完全不痛了。一陣子後我到醫院回診，醫生對我整體健康的進步相當佩服。她替我的手部照了X光，半點發炎都找不到。到了二〇一三年，我連一顆阿斯匹靈都沒呑過。我重新回到職場，甚至還兼了兩份工作。接地，改變了我的人生。」

接地與自閉症

自閉症是複雜的發展障礙，會以不同方式和程度影響患者與別人溝通互動的能力。自閉症通常在出生後的頭三年就顯現出來，而且不會因長大而消失，可能對家人造成長達數十年的經濟與精神壓力。近年來自閉症案例急速增多，但目前還找不到單一的致病原因。自閉症的標準症狀，包括無法使用口語或說話反應遲緩、重複字句片段，有時會伴隨特定動作表現，睡眠障礙也是自閉症的主要症狀之一，可能會嚴重干擾正常家庭作息。

接地無法讓自閉症痊癒，但是多年來我們觀察到接地具有鎮定效果，可以改善患者的睡眠模式，也對其口語與社交能力有幫助。接地可以減少發炎，強化免疫系統，可能也因此對自閉症有幫助。尤其近年來的研究顯示，自閉症會伴隨大腦發炎與免疫系統異常現象，接地也因此開啓了一扇希望之門。接地不但能以自然簡單的方法減少自閉症對孩子的影響，而且還能降低整個家庭的壓力。以下是家有自閉兒的隆恩．派特西恩（Ron Petruccione）對接地效果的說明：

我女兒羅珊娜在三歲時被診斷患有退化性中度自閉症，現在她十八歲了。她的主要症狀是語言表達接收障礙，常常無法及時說出句子，講話結巴，新環境或社交場合更會讓她感到焦慮。

羅珊娜從二〇〇八年初開始睡在接地床單上，我們還在她的電腦前放了接地桌墊，也在她看電視的沙發上鋪了接地床單，好增加她白天的接地時數。在她接地一個月左右後，我開始注意到了變化。她變得更平靜，說話更好懂，讓我們夫妻兩人減輕了不少壓力。她晚上睡得更好，叫她起床也容易多了。

根據學校的輔導人員說，羅珊娜在課堂上的參與度變積極了，午餐時也會跟同學玩在一起，這讓我高興極了。現在她已經在正常高中念三年級，整個人變得更開心、更有自信，自我評價也變高了。她持續緩慢、平穩、確實地進步，而且在過去三年內，平均成績一直穩定保持在三・〇。

跟自閉症交手過的人都知道，這趟旅程是馬拉松，但對我來說，在那短短幾個月發生，至今仍然持續的不啻是奇蹟。能見到這樣的成果，感覺就像頭頂上的烏雲被拂去，我甚至都開始考慮女兒上大學的事了。

一個自閉兒父親的接地調查

二〇〇九年，隆恩・派特西恩（家中有一個十幾歲自閉症女兒的父親），邀集其他自閉兒父母參與一項非正式的接地研究，參與者來自全美國各地。他的做法是提供感興趣的家長一塊接地床墊，讓自閉兒在上面睡上一、兩個月。參與的父母實驗前必須先完成一份有二十個問題的問卷，然後在實驗結束前，每週重新填寫問卷一次。設計問卷題目的，是派特西恩自己與南加州的一位心理健康專家。後來參與實驗的家長共二十八名，他們家裡的自閉兒年紀在二至十三歲之間，自閉兒的平均年齡為男生七歲、女生六歲。實驗結果如下（以百分比表示）：

問題		接地前	接地後
是否會說再見	幾乎總是	17.9	27.9
	幾乎從不	46.4	23.4
對熟悉的人有反應	幾乎總是	17.9	24.4
	幾乎從不	32.1	15.7
被其他孩子吸引	大部分時候	17.9	33.0
	幾乎從不	53.6	22.8
發怒時尖叫而非哭叫	幾乎總是	35.7	21.8
	幾乎從不	7.1	4.1
有其他孩子在旁邊時會看他們	幾乎總是	10.7	10.2
	幾乎從不	42.9	18.3
常常衝動行事	幾乎總是	35.7	17.8
	幾乎從不	10.7	21.3
多重過敏	幾乎總是	50.0	21.8
	幾乎從不	21.4	21.3
喜歡被照護者碰觸	幾乎總是	17.9	13.2
	多數時候	21.4	33.0
	幾乎從不	39.3	16.2
用哼聲或哭泣表達需求	幾乎總是	17.9	18.8
	有時如此	21.4	39.1
	幾乎從不	39.3	17.3
睡眠安穩，不會靜不下來	幾乎總是	3.6	14.2
	幾乎從不	53.6	21.8
對行程不那麼偏執，容許變化	幾乎總是	3.6	11.7
	幾乎從不	39.3	18.3
容易發怒	幾乎總是	32.1	17.3
	幾乎從不	7.1	16.8

接地與背痛

接地對減緩背痛的效果十分顯著且快速，多年來有不少人因此而受惠，重拾健康與生活樂趣，以下舉兩則為例：

●佛羅里達州海尼斯市（Haines City）的退休腫瘤科護士瑪莉．梅森（Mary Mason）：「我嚴重背痛已經二十五年了，而且我只能忍耐，因為你不能在吃完麻醉止痛藥後照顧病人。身為護士，一開始聽說接地這回事時我非常懷疑，但我決定給它一次機會，我很慶幸我的決定。我已經接地睡眠四年，而且完全不考慮其他睡覺方式。一開始接地兩、三天後，我就發現身體有了變化。我還記得自己在接地一週後打電話給女兒，告訴她我的背不痛了。只要睡在接地床單上，我的背痛就不會發作。身為照顧病人超過二十五年的人，我認為接地可以幫助許許多多病患，因為接地可以排除諸多症狀，加快恢復的速度。」

●麻州南哈德利鎮（South Hadley）的牙科醫師蓋爾．羅派恩（Gail LePine）：「我在多年前墜馬受傷，傷到了尾骨，不管坐或站著，下背總是非常疼痛。二〇一〇年中我讀到了接地理論，讀完後一抓到機會，我馬上赤腳到戶外去。我走到院子裡疊木頭，還做了點園藝工作，那天晚上睡覺前，我躺在草地上，聽了將近一小時的古典樂，那是我好長一段時間以來睡得最好的一晚。平常老是在半夜把我痛醒的髖痛與背痛，當晚消失無蹤。我曾試過按摩療法與瑜伽，但似乎都沒什麼效果，只有接地後一切才開始改變。但當我沒有固定接地時，疼痛就回來找我了。

畢竟那是舊傷，我應該無法擺脫它了吧。」

接地與飛行時差

吉姆．貝格諾拉（Jim Bagnola）是《成爲人性化專業人士》（*Becoming a Professional Human Being*）一書的作者，他表示經常得在國內到處旅行，所以時差一直是個大問題。根據他的經驗，到戶外赤腳及接地睡眠是調整大範圍時差最快的方法，也能讓他睡得更熟，夢境更清晰，體力變得更好。

過去爲了對抗時差，我試過各種偏方、療法、相關工具，但赤腳到草地上散步與接地睡眠對我來說最有效。最近我剛從法、英、羅馬尼亞三國旅行回來，而且只花幾天就恢復了，先前結束這種長期行程時，我得花上一週才能適應時差。每到一個新地方，入住旅館後，只要找得到草地，我就會赤腳上去走走，有時場面會變得很滑稽。我常去羅馬尼亞，首都布達佩斯市區的國立劇院前有一片漂亮的草地，是我常造訪的地方。我每次在上面赤腳散步時，總是會引得行人駐足觀看，有些人還問我在做什麼。我試過告訴他們接地與時差的事，但他們看我的樣子就像是覺得我瘋了。雖然我很留心腳下，不過有一次還是被蜜蜂叮了一個包，除此之外，我赤腳散步的經驗是很美好的。

接地與紅斑性狼瘡

自體免疫疾病極難預測，會因各種壓力，像是情緒壓力、季節過敏、工作過度而突然引爆或發作。在上述情況下，已經有接地睡眠習慣的人往往能因接地時數增加到最大而獲益，比如加州聖塔伊尼斯谷（Santa Inez Valley）的凱蒂・麥可金（Katie McGuinness）。

紅斑性狼瘡是在一九九九年找上我，一開始是腎臟功能異常，我的尿量突然降到極少，在短短五天內體重多了六公斤多，血壓也飆到極高，血液與尿液內都是未排出的廢物。接下來四年內，類似的情況發生過好幾次，只是都沒第一次嚴重。我常常覺得關節疼痛，而且容易疲勞，手腳有時會腫脹發紅，其他症狀也日漸惡化。到了二〇〇九年，類固醇的藥效日漸薄弱，我的體力讓我無法煮飯，也不能遛狗，精神也開始變得渙散。

幸運的是，大自然在這時出手幫忙了。有個朋友跟我提起接地的事，那時我已經什麼都願意試試看了，所以馬上就開始接地睡眠。結果讓我非常驚訝。我的狀況開始改善，體力進步，而且頭腦也變清楚了。數週後我到風溼科做定期回診，醫師告訴我，這是我看診五年以來，第一次血液檢驗值正常，看不到任何指向紅斑性狼瘡的異常因子。接地六個月後，我一天遛狗兩次、打太極拳、學攝影，還參加兩種每週上課一次的骨質疏鬆症預防訓練。

二〇一一年四月，我的血液仍然未驗出抗核抗體及其他發炎指標，但數週後我覺得症狀開始復發，關節與指節疼痛。當時我已經每晚接地睡眠，所以我開始在白天也盡可能接地。我在寫作時會鋪上接地墊，讓前臂直接碰觸墊子，閱讀或看電視則會戴上接地手環，也就是一天二十四小時幾乎都處於接地狀態。

幾天內，我就覺得狀況改善很多。三個禮拜後，活力與精神甚至恢復到比復發之前還好，血管發炎而造成的凸起紅疹也消失了。我有個朋友形容得好：「凱蒂的狀況，好到連她自己都被健康嚇到！」我也在一年內減了十一公斤。由於長期服用類固醇，我的體重增加許多，但是停藥後，體重就開始慢慢下降了。二〇一三年初，例行的血液與尿液檢驗顯示我的紅斑性狼瘡可能再度復發，讓我相當困惑。我檢查了家裡接地的狀況，發現我用的接地棒竟然不見了，馬上修復後我連續八週二十四小時不停接地，檢驗值終於回到正常。

我很感激接地恢復了我的健康與活力，我不能說自己已經痊癒了，但是我的確認為自己處於緩解期。我得到了重新展開生活的機會。

接地與萊姆症

萊姆症（Lyme disease）是一種細菌感染，起因是遭已被感染的蜱叮咬。美國疾病管制與預防中心於二〇一三年公布，全美每年約有三十萬人被診斷出患有此病。只要在被叮咬後盡快服用抗生素至少一個月，萊姆症通常可以治癒，但若掉以輕心，萊姆症也可能變成慢性疾病，早期症狀包括牛眼疹、類流感症狀、關節疼痛等；晚期症狀則包括可能造成失能的神經病變，包括顏面神經麻痺、認知功能喪失、睡眠失調、心臟功能異常等。

艾利斯・梅爾（Alix Mayer）是萊姆症相關協作網站的創辦人之一，他對接地的萊姆症療效有過難忘的親身體驗。

我是在二〇一〇年第一次接地，當時我正在外地參加一場健康研討會。把接地環套上腳掌時，我馬上就感受到一種平靜。就一個老是被失眠折騰的人來說，那天我入睡的速度變快了，睡得也比平常熟，而且那天我還是在旅館裡！

回家後我一直繼續使用接地環，幾週後大起膽子，直接停掉平常吃的安眠藥，發現自己可以順利一覺到天亮。後來我又買了一套接地睡袋，但我似乎是接地過度了，第一個晚上根本睡不著，而且隔天所有失眠後讓人無法正常活動的症狀都一一來報到：暈眩、喝醉酒的感覺、嚴重頭痛與身體疼痛等。之所以會如此，我推測是因爲赫海默氏反應（Herxheimer），也就是所謂的排毒作用變強了。

接地可能強化了身體排毒的功能，讓有些人出現疲勞、噁心、發燒等症狀，有時之前的症狀也會復發。由於接地生效極爲迅速，因此著名的整合療法醫師與萊姆病自然治療師李・考頓（Lee Cowden）指導萊姆症病患，一開始一天只接地十五到三十分鐘，再慢慢增加到白天清醒時接地三小時。能夠承受一天接地三小時後，就可以開始試著接地睡眠。

至於我雖然失眠復發，但我還是深信接地對我有好處，所以決定在腳部重新使用接地環。接地睡袋則被我暫時移出床上了。這個策略奏效了，我的睡眠改善許多，讓我逐漸可以用睡袋進行全身接地，又不致引發失眠。除了睡覺接地，我還會到海灘赤腳散步，在外時也會穿著可接地的夾腳拖。

接地與男性健康

知名男性健康作家兼心理醫師杰德·戴蒙（Jed Diamond）表示，接地「很可能是恢復活力最簡單的工具。重新接觸大地不光是個比喻，更是實在的生理現象」。他也跟我們分享了以下的故事：

寫完上一本書後，我告訴兒子，「泡在腦袋裡」這麼久，我想從事一點體育運動來恢復現實感。他的回答讓我很意外：「那我們一起參加馬拉松好了。」我已經六十六歲，而且這輩子從來沒跑過十公里以上的距離，不過我答應他一起試試看。

不久我讀到了關於接地的書，開始實行了起來，我兒子則覺得接地聽起來「很詭異」，不想嘗試。我們原本預定賽前訓練六個月，但是他半途就因為受傷而放棄了。我則完成訓練，而且跑了我這輩子第一次的全程馬拉松。後來我持續天天接地，希望能保持健康、排遣壓力，目前看來的確很有效。

身為照顧別人健康的人，我總是一直在尋找讓病患更健康的方法。我發現接地的好處遠不止於幫助人們改善運動表現。身為男性健康專家，我對許多體力不振、有慢性疼痛的患者開了接地這帖「藥方」。例如我有個五十四歲的患者，多年來一直有嚴重頸痛與背痛的困擾，他發現接地對他非常有用，讓他很難得能平靜入睡。另一位患者則有體力衰弱及慢性疲勞，他發現接地可以幫他充電。「現在我有更多精神來享受人生了。」他跟我說。

接地與睡眠呼吸中止症

世界上約有百分之二到七的成人患有睡眠呼吸中止症，成因是軟組織縮減了上呼吸道，導致呼吸不順，干擾睡眠。研究人員認爲阻塞型睡眠呼吸中止症會啓動體內的發炎反應，可能造成心血管疾病。接地睡眠對這種毛病有助益的例子非常多，幾乎每個使用者都有程度不一的改善效果，以下爲加拿大蒙大拿州派瑞桑鎭（Parry Sound）的退休護士貝芙莉．舒馬克（Beverley Shoemaker）的敘述。

> 我患有睡眠呼吸中止症！在接地睡眠之前，我已經開始使用正壓呼吸輔助器，稍微改善了我的症狀，但開始接地後，我感覺像是中了大獎。我的睡眠更深沉，快速動眼期變長很多，也較少中途醒來，這讓我白天有足夠的精力。
>
> 現在，我再也不想過沒有接地睡眠的生活了。我認爲使用正壓呼吸輔助器時若是配合接地，可讓更多人獲益，也能提高生活品質。

接地與壓力

調查顯示，成年人自覺的壓力程度比以前高出許多。在美國，基層醫療醫師的病患約有七五%至九〇%是因壓力相關症狀上門求診。但大部分的人都不了解壓力會對他們的健康帶來何種程度的傷害。他們會說：「我只是壓力大了點。」彷彿慢性壓力跟沒喝咖啡的焦躁差不多。但壓力其實就是身體的負擔，過多壓力會造成各式各樣的毛病，比如高血壓、心臟病、中風、猝死、憂鬱、失眠、頭痛、肌肉痙攣、記憶喪失、體重上升、腹部脂肪堆積、勃起障礙、性慾低落等等。壓力還會破壞身體的防禦機能，讓感冒、過敏、自體免疫反應的症狀變得更可能發生、更頻繁、也更嚴重。

壓力會直接影響腎上腺，這種腺體會因應情況，在急性壓力期間製造腎上腺素，引發「戰逃」反應；慢性壓力則會使其製造壓力荷爾蒙「皮質醇」。新的研究顯示，慢性壓力與皮質醇濃度異常會破壞身體控制發炎的能力，這項突破使我們更了解壓力在各種疾病中所扮演的角色。

接地則有助於控制皮質醇與其他荷爾蒙，鎮定神經系統，減少發炎，因此可以當作一種天然有效的工具，對抗壓力與荷爾蒙造成的消耗。我們深信身體感到壓力的主因之一，就是缺乏與大地的接觸，只是這點罕為人知。

史考特．海爾特（Scott Hyatt）是北卡羅萊納州的警官，負責毒品業務，壓力極大。他的睡眠模式也因為不規律的生活而受到嚴重干擾，曾經因疲勞過度而在工作時斷過手腳、鼻子及手腕，背部也因為常穿防彈背心和槍套而變得僵硬。

我開始接地睡眠已有六年左右，過去我常常在半夜裡醒來，翻來覆去，拍拍枕頭，起身伸個懶腰，然後又回床上睡覺。自從我開始使用接地床墊以後，睡眠品質就好多了。雖然因爲勤務時段，我能睡的時間不如我希望的多，但我的睡眠品質的確大有改善。另外我的舊傷也不一樣了，疼痛全部消失。我甚至到六個月後才發覺這件事。一天早上，我醒來後一翻身爬起，發現身上沒有痛處，腳與背部也一切正常，那感覺眞是太棒了。

我熱愛慢跑，所以很習慣腳踝、膝蓋、臀側肌的疼痛，但那些不適也都消失了。我能想得到的原因，就是我改睡接地床墊。

壓力與電磁波敏感症

很多人跟我們提到，他們對電磁波敏感，暴露在一般電磁場，像是家庭配線、無線電話、手機、無線網路，會使他們感到不適。我們認爲這樣的人通常都有慢性壓力，而且會因此導致腎上腺衰弱。事實上，跟我們抱怨電磁波過敏的人，有些本身就有腎上腺問題。腎上腺衰弱通常診斷不出來，醫生只會依壓力症狀爲患者開抗焦慮劑、抗憂鬱劑、安眠藥等。熟悉腎上腺疲勞的醫師表示，患者通常都有過敏、慢性疼痛、疲勞等症狀，而且對多種環境因素極爲敏感，包括風、熱度、噪音、寒冷、特定食物、化學物質等。接地可以幫助患者改善這些問題。

企業家史戴普．辛納屈（Step Sinatra）是本書共同作者史帝夫．辛納屈的長子，曾經因爲健康急遽惡化，讓家人心急如焚。「當時我們都害怕史戴普隨時會離開我們。」辛納屈醫師回憶道。「所以他後來康復的過程格外令人動容，眞的是在鬼門關前走過一遭。」以下是史戴普對抗電磁波敏感症的經歷。

一九九〇年代晚期，我在華爾街當股票經紀人，在這個緊張的環境中馬不停蹄地工作，我有兩支手機，一個月的電話費高達五千美元。當時的我年輕、強壯、健康，努力工作，積極挑戰風險，覺得天底下沒有應付不來的事。

當時我住在四十三樓高的公寓，正對著世貿中心，八個街區之外則是密密麻麻的電磁波天線。四年間我一直沒能好好睡覺，久而久之，我察覺到健康開始出了問題，我的耳朵、眼睛、鼻子陸續出毛病，症狀越來越嚴重，但我並沒有停下來傾聽身體的聲音。後來我開始胸痛，父親認爲那可能是冠狀動脈痙攣或心臟病的早期預兆，可是我才二十五歲而已。胸痛讓我停下腳步，我意識到身體的確不行了，在二〇〇一年世貿中心遭到恐怖攻擊後，我搬到科羅拉多州，但身體卻越來越虛弱，體重也直直落，那種感覺眞可怕。

我在巨石鎮有一間小型辦公室，裡頭安裝了無線網路與無線電話，渾然不知那些東西對我健康的影響。我工作和休息都在裡頭，所以無時無刻不遭到電磁場的侵襲，但當時我還不知道自己的病因是什麼，只知道身體越來越差、體重下降、嚴重胃脹氣及多屁、肌肉疼痛、睡眠失調，還有食物過敏。我看過一個又一個醫生，父親也在找辦法幫我。抽血檢驗沒完沒了，卻始終沒有確定病因。

二〇〇七年我的健康情況更是跌到了谷底，那時我感染了寄生蟲，幾週之內瘦了將近十六公斤。身體機能完全垮掉，不得不住院治療。身高一八〇公分的我，體重只剩下三十七公斤，醫生認爲我活下來的機率只有一%，就算能活下來，他們也不知道我的生活會變成什麼樣子。當時我痛到無法起身上廁所，虛弱到有人講手機走進病房，我馬上會一陣噁心；我也無法開筆電超過一分鐘，敏感程度是如此嚴重。

一天晚上，我差點喝水噎死，當時我以爲我完了。但就在那一刻，神祕的事出現了，那是一種精神覺醒或是來自上天的啓示，總之我突然知道我的恐懼、夢境都是自己製造出來的，我意識到只要有夠強的信念和意志，就可創造出任何事物。我向上帝要求給我奇蹟，而我的祈禱得到回應了，我有一種重新連結的奇妙感覺，而且知道自己會好起來。

從那之後我的病情就開始好轉了。住院四十天後，我終於恢復到可以出院，只是身體仍然非常虛弱。當時父親建議我接地，就算坐著讓赤腳接觸草地也好。隨著天氣回暖，我開始赤腳到戶外或坐或站或散步，我注意到體力慢慢恢復了。我也特別留意不讓電子產品出現在身邊，對環境變得非常小心。剛出院九個月內，我完全不碰電腦，也盡量不使用手機。

開始接地睡眠的感覺非常好。接地讓我的體力與健康都有大幅改善，從那之後我就再也不曾沒接地睡覺了。隨著體力逐漸恢復，我能忍受電磁場的時間也變長了。當我用電腦時，會在腳下放一塊接地墊，這讓我可以在電腦前待得更久。出外旅行時我會帶上接地床單，白天不管在哪裡只要有機會，就會脫掉鞋子接地。

現在我的體重已經恢復到六十八公斤左右，我能活著是上帝的恩賜。

接地與幸福感

提諾‧福德戈（Tino Phuthego）住在波札那的首都嘉柏隆里（Gaborone），為了讓家人朋友更健康，他一直在鑽研各種替代療法，而且成效都不錯。二〇一一年他首次接觸接地後，深信這是想促進健康的任何人一個最有力的工具。

我和親友的睡眠都改善了，體力也變得更好。我妻子是牙醫，過去她在一天工作後總是疲憊不堪，但現在她下班後精神顯然好多了。我們還是多少會感冒咳嗽，但這種情形也越來越少了。接地也讓我們在非常細微的地方改變了。最大的恩賜，但可能也最難察覺的，就是一種幸福感。我注意到我和妻子變得更快樂，就像回到年輕時一樣。就連我們的孩子（三歲和八歲）也變得更活潑，更愛發問，更有活力。幼子原本鬧脾氣的習慣也消失了；而我和妻子變得更有耐心，更樂觀。

我要另外分享我朋友的故事。他的祖母是百歲人瑞，牙齒仍然完整，而且眼力和表達能力都未退化。她住在鄉間，每天赤腳往返於田地與住家之間，晚上則睡在非洲茅屋裡的獸皮上。她拒絕睡床，每次孫子輩買床送給她時，她總是轉手就送給了別人。

接地與靈性的關係

以下是亞利桑那州小鎮巴塔哥尼亞（Patagonia）「生命之樹回春中心」主任蓋布利・考辛斯（Gabriel Cousens）的親身體驗。

一開始我是和妻子一起嘗試接地，我們兩個都感覺到身體的變化。原本我們有時就會打赤腳，現在則是完全不穿鞋子了。工作時我總是整天忙個不停，現在我發現自己起得更早，儘管如此，我仍然精神奕奕，體力一直都很好。

我的感想是接地可以幫助自體免疫疾病患者達到消炎效果，我也看過接地對憂鬱症及焦慮症患者發揮作用。在生命之樹回春中心，我們建議所有前來求診的患者睡接地床單，而大家都因此得到各種好處。他們變得更放鬆，睡得更好，也更有活力。

除此之外，接地也代表了一種全新的思考方式，直指現代人的核心問題，也就是生活在這個星球上的人失去了與大地的接觸，沒有回歸大地，反而離大地越來越遠。從《聖經》的觀點而言，與大地失去連結的人就是失去了與神的連結，這是對接地更深層的認識。接地讓我們重新連結大地、連結他人，就某種層面而言，也重新連結了神。

13 接地氣，現在女性的深層療癒

女性似乎靠直覺就能立即了解，何以「赤腳連結」大地之母會有如此神奇的治癒能量。這並不是在批評男性心態，而是如實陳述我們多年來示範接地、公開演講的觀察心得。

幾年前我曾聽一群女性描述接地，她們異口同聲地說：「接地就是與大地連結，然後痊癒。」女性也似乎更喜歡在辦公室或家裡脫掉鞋子，光著腳做事，或許她們憑本能，就喜歡親近大地，迫切地想體會那種與大地最初始又和諧的連結。女性天生就是照顧者，克林特・歐伯發現，體驗過接地的好處後，女性通常會想將經驗分享給家人朋友，而男性則是想搞清楚接地爲何有效的原因。

對自身外貌的關心，也是影響男女兩性對接地產生差異的原因之一。有位患有多發性硬化症的女性參加爲期一天的接地實驗，結束時她到洗手間，回來後興奮地衝進測試中心：「我看起來不一樣了耶！」她表示。「模樣好像回到了幾年前。」其他女性就算只接地半小時，也有過同樣的發現。接地睡眠一段時間後，女性常常表示她們覺得身體狀況好、氣色佳，看起來也更漂亮了。她們的皮膚更有光澤，眼睛更明亮，而且更有活力。

接地之所以能影響一個人的心情與外表，多半與下面這幾個原因有關：電子不足的狀態得到解除、睡眠改善、壓力與疼痛減輕、身體更自然也更平衡地運作。這些心得意味著上述原因有助於消除許多正在發生中的健康問題，甚至可能對惱人的體重問題有幫助。

接地可能影響體重，部分原因是它可以使你更放鬆，讓皮質醇（壓力荷爾蒙）濃度趨於正常。處於壓力中的人常常無法保持健康飲食，他們會吃不恰當的東西來滿足情感需求，或是因爲時間有限而草草果腹。在身體或情緒面臨壓力時，身體會製造過量的皮質醇，以求迅速得到能量，因爲皮質醇可以加速脂肪與碳水化合物的代謝。某些研究顯示，壓力太大或皮質醇濃度太高都會強化食慾，導致體重增加。更重要的是壓力和皮質醇會促使脂肪在身體中段囤積，形成有礙觀瞻且非常不健康的體型，又稱腹部肥胖症。像這樣囤積的腹部脂肪問題多多，因爲它們會製造發炎物質，而且會導致高風險的新陳代謝症候群（引發心血管疾病及糖尿病）。目前尚未有接地與體重的專門研究，但不少人都提到接地讓他們減重更輕鬆，而且不易復胖。

對女性而言，荷爾蒙是她們大部分人生中非常重要，但也非常令人困惑的重要因子。目前除了我們在第五章提及的皮質醇關鍵試驗外，尚未有其他關於荷爾蒙的接地研究。目前廣爲人知的是各種不同的荷爾蒙是環環相扣的，通常當體內某一種荷爾蒙的製造停止後，其他荷爾蒙也會受到影響，發生骨牌效應。皮質醇是一種類固醇，與黃體素相當接近，跟動情素的關係則稍微遠一點，所以接地對上述兩種荷爾蒙也許都有影響，只是程度尚未經過測量，但正面效果的確存在。許多女性向我們反映，原本嚴重到干擾生活的經前症候群及更年期症狀在接地後消失了，而且有時發生得非常快。

聽聽她們的親身見證

在二〇〇四年首次發布的皮質醇研究報告中，受試者對自己接地睡眠前後八週的健康狀況做出描述，底下是其中五位女性受試者的反饋，她們的反應讓人一窺在短短時間內，接地就能發揮的可能效果。請注意這些受試者都是不同的人，所以反應個個不同，但每個人的接地心得，都跟我們多年來收到的回報相當一致。

受試者1號，53歲，更年期

接地前主訴症狀：

- 難以入睡。
- 過去三年來，每晚會醒來二到三次。
- 腿部抽筋。
- 身體各處慢性肌肉疼痛。
- 臉潮紅。

接地後反饋：

- 入睡所需時間變短，更易入睡。
- 頸部疼痛減輕。
- 腿腳抽筋狀況改善。

●手臂與下背痛在第一週後消失。
●顳顎關節疾病症狀大幅緩解。
●臉潮紅改善。

受試者2號，24歲

接地前主訴症狀：

●持續十七年的睡眠障礙，需花長時間才能入睡，睡後數小時就醒來且無法重新入睡，醒來時非常疲憊。
●每日頭疼。
●經期前一週有偏頭痛。
●經期子宮痙攣、情緒不穩、胃脹氣、易怒、憂鬱、體重增加。
●消化症狀：胃氣脹、噁心、腹瀉、多屁、便祕。

接地後反饋：

●到了第三晚，入睡所需的時間變少了，而且可以睡上一整晚。
●半夜醒來後只需數分鐘就可以重新入睡，而且不再做惡夢。
●醒來時神清氣爽，不會感到疲憊。
●日常頭痛消失了。

- 經前症候群，包括渴望食物、胃氣脹、憂鬱等症狀改善。
- 消化改善，胃氣脹、便祕、噁心等症狀緩解。

受試者3號，52歲，更年期

接地前主訴症狀：

- 睡眠極淺。
- 夜裡會因緊張而醒來數次。
- 早上睡醒極為疲倦，整天都感到倦怠。
- 左髖部不定時疼痛，已持續數年。
- 自十三歲以來就對食物與空氣中的分子過敏。
- 消化症狀：多屁。

接地後反饋：

- 感覺得到更充分的休息，每晚所需睡眠似乎少了一小時。
- 更深度的放鬆。
- 左髖部的疼痛消失了。
- 剛開始幾天，過去受過傷的部位發麻發熱，感覺類似針灸。三天後這種輕微的異樣感就減弱了。

- 過敏明顯改善。
- 消化狀況更好。
- 夜裡不再磨牙。
- 受試者表示丈夫雖然未參加實驗，但與她共同接地睡眠，結果「睡眠時間變短，精神更好，而且不打鼾了」。

受試者4號，42歲

接地前主訴症狀：

- 入睡困難，睡眠過淺，無法得到休息。
- 睡醒時覺得疲倦，另外小睡時無法順利醒來。
- 自一九九二年一次車禍後患有纖維肌痛，手臂、腿部、腳踝嚴重關節疼痛。
- 腸胃不適，多屁。

接地後反饋：

- 睡眠整體狀況改善，雖無立即明顯變化，但逐漸進步中。
- 睡眠更沉穩。
- 因爲疼痛緩解，所以疲勞也改善許多。
- 因爲疼痛與疲勞消除了，纖維肌痛也改善許多。關節疼痛和左臂偶爾出現的疼痛消失了。

● 自覺狀況變得非常好，一點都沒有生病的感覺。

受試者5號，44歲

接地前主訴症狀：

● 睡眠失調，每晚因身體不適醒來二到三次。
● 過去四個月來左手手指麻痺，有腕隧道症候群。
● 嚴重抽筋、乳房觸痛、情緒不穩、體重增加、經期疼痛且時間長、多年子宮纖維瘤。
● 夜間臉潮紅（或夜間盜汗）。
● 焦慮症病史。

接地後反饋：

● 睡眠逐漸改善。
● 有兩次在凌晨四點半與五點半因焦慮醒來，於中午過後逐漸消除。
● 手指麻痺減輕，晚間尤其明顯。晚上不再需要戴手環。
● 經期症狀緩解，抽筋強度減弱。
● 感到身心狀況改善。

迅速恢復活力：一小時的接地實驗

接地改善活力的速度到底有多快？二〇一二年，一場南加州的女性健康研討會針對這個問題做了一次非正式的實驗。大約有一百名與會女性在聽接地演講一小時之前與之後分別填寫問卷，問題內容是她們對體力、疼痛、壓力／易怒程度、情緒、循環、柔軟度的自我評估，聽眾中約有一半已接觸過接地的觀念。

實驗進行方式如下：抵達旅館的會議廳時，受試女性會領到一套「贈品包」，裡面有問卷、一支筆、一塊接地貼片和導線，還有一枚附光源的小鏡子。爲什麼要送鏡子呢？這樣才方便受試者看到自己臉色在演講前後有何不同。與會者在坐下後首先塡寫問卷中的「接地前」部分，當中要求她們利用一到十的量尺主觀評估自己的狀況。

在會議開始之前，現場就裝設了接地系統，讓與會者可以將貼片貼在腳底，將導線連至遍布房內的接地系統，再連至牆上的接地插座，進行接地。演講結束後，再讓與會者塡寫問卷中的「接地後」部分。底下是我們的問題與得到的結果：

1. 精力：接地前（後），我的精力水準約爲＿＿＿＿（以數字表示程度：非常糟、尙可、極佳）。

結果：七八％的與會者表示精力變好，平均增加値爲四〇％左右。

2. 疼痛：接地前（後），我的疼痛程度約爲＿＿＿＿（以數字表示程度：非常痛、尙可、一點也不痛）。

結果：感到疼痛的人當中，有六○%表示演講結束後疼痛減輕了，平均減輕程度爲三○%。

3.壓力：接地前（後），我的壓力與易怒程度約爲＿＿＿＿（以數字表示程度：壓力非常大、尚可、感到平靜/專注）。

結果：七七%的與會者表示感到壓力減輕，平均改善程度爲五成。

4.情緒：接地前（後），我的整體心情約爲＿＿＿＿（以數字表示程度：非常消沉、尚可、非常好）。

結果：八二%的與會者表示心情變好，平均改善程度爲四○%。

5.臉色：接地前（後），我在鏡子中的臉色爲＿＿＿＿（以數字表示程度：蒼白無神、尚可、紅潤有精神）。

結果：七三%的與會者認爲臉色改善了，平均改善程度爲三八%。我們認爲臉色變化的原因是接地雖然只有短短一小時，也能改善循環及安定心情。

6.循環：接地前（後），我手腳的溫度約爲＿＿＿＿（以數字表示程度：冰冷、尚可、很棒——手腳暖和）。

結果：六五%的與會者表示感到循環改善，平均改善程度爲三一%。

7. 柔軟度：接地前（後），前彎碰腳趾時，我的柔軟度為——（以數字表示程度：非常僵硬、尚可、非常好）。

結果：七七%的與會者表示柔軟度改善，平均改善程度為二三%。

籌備這次實驗並發表演講的克莉斯蒂・魏斯頓醫師（Christy Westen）表示，這些結果「非常驚人，證實了接地可以多麼迅速地提高女性活力，而且對男性多半也有效，只是男性可能比較不願直率承認而已」。

請注意這些變化都是在短短一小時內發生，而且還是坐在會議廳硬邦邦的椅子上，身旁都是陌生人。魏斯頓醫師將這次經驗總結如下：「人們都以為要獲得活力，就必須投入大量的時間、努力、犧牲，你得到健身房練得滿頭大汗，拚命維持健康飲食，而且要盡可能排解壓力。當然，這些都是保持健康的重要手段，只是通常都不易達成。但接地卻沒有任何壓力，事實上，它是你保持健康的最簡單手段，只要與大地重新連結，就算只有短短的一小時，你也能感受到不同，效果有時可以非常深遠，而且沒有任何副作用。只要把接地當成日常功課，你就已經踏上了通往活力源泉的道路了！」

經期與更年期症狀緩解

開始接地以後，我感受到驚人的效果：睡眠更深沉，體力迅速恢復。但是接地最顯著的效果還是作用在我的經期症狀上，我原本就有非常嚴重的經前症候群，經血量多，還伴隨強烈的生理痛。雖然我身為醫師，有許多方法對付這個問題，但是全都收效甚微，有時我的症狀甚至嚴重到無法上班。

大概在接地後兩個月，我開始注意到狀況改善了，接下來每個月的經期都有一點進步，大概過了一年，我的經期症狀完全解決了。現在我在經期時頂多變得暴躁一點，但所有生理的不適症狀都消失了。

親身體會到接地的好處以後，自然療法醫師亞曼達．沃德（Amanda Ward）也開始建議病患進行接地。病患跟她回報，說配合接地的療程更能帶來身心平衡。臨床上，亞曼達也覺得用接地配合生物同質性荷爾蒙，療效似乎更好，這兩者的確是相輔相成的。荷爾蒙失衡是女性朋友很常見的症狀，而用接地來恢復均衡卻是如此簡單有效，在近停經期及更年期女性身上收效尤佳，可以改善臉潮紅、夜間盜汗、失眠及易怒等症狀。

有些來看診的女性告訴亞曼達，孩子感冒時，她們也會利用接地床單來幫助他們迅速恢復。有些人的孩子天生免疫系統較弱，容易生病，他們的媽媽會在孩子看電視時，拿自己使用的接地床單裹住他們。聽說孩子就這樣睡著的話，通常會睡得很安穩。

大地之母對母親們的幫助

加州洛杉磯的奧莉維亞．碧爾拉（Olivia Biera）是藝術治療諮詢師，從事阿茲提克傳統舞蹈表演已經有好幾年，這種舞蹈強度極高，而且非常強調下半身的動作。二〇〇五年她生下女兒後，迫切地想重新開始跳舞，但是柔軟度和肌肉強度已經不如從前，也許是太心急，她在練習時傷了右膝，造成慢性發炎，磁振造影沒有照出撕裂傷，但有深層發炎現象。她的膝蓋就像一顆充了氣的氣球，痛得不得了，連上樓梯都有困難，開車和抱女兒更是讓情況雪上加霜。除此之外，生育後她的右邊髖部也一直很不舒服。

她試過按摩及其他療法，但是都沒什麼用，膝蓋還是幾乎無法伸直。到了二〇〇七年，離膝蓋的探查手術還有兩個禮拜，她在那時開始了接地睡眠，工作時也一邊接地。

我馬上就注意到，自己能在膝痛中睡著了。發炎腫脹開始一週週消退，過了六週後減輕了約三、四成，而且不需冰敷，期間我所做的就是充分睡眠，還有用精油來緩解疼痛。從此我睡覺時再也不必在腿間夾枕頭減輕痛楚了，最後我根本沒去動手術。到了二〇一三年的今天，我仍然持續接地睡眠，而且膝蓋完全恢復正常了！但接地帶給我的最大驚喜，或許是我終於戒掉了尼古丁。懷孕時我的吸菸史已經有十三年，我的菸癮不大，但是工作結束後，要是不抽上幾口，就會焦躁不安。但在接地六個月後，我對尼古丁的渴望消失了，而且從此再也沒抽過菸。

另外，接地也明顯舒緩了我的情緒壓力。當我開始接地時，我立即注意到除了活力恢復外，心情也獲得改善。接地的不光是我的身體，還有我的心情與靈性，我覺得自己與地球連結了。

接地讓單親媽媽與兒子過得更好

唐娜．澤杰（Donna Zerger）是科羅拉多州史普寧鎮（Springs）的土木技師兼數學教師。自從二〇一三年初她開始接地睡眠以來，母子兩人獲得了許多好處。唐娜自己的睡眠改善許多，體力大幅進步加上精神集中，讓她更能應付白天的工作。原本她一直有頸痛的老毛病，也在接地後改善了，臉潮紅的程度也只有先前的一半，這也是睡眠改善的原因之一，而且她的皮膚也不像以往那麼乾燥，變得光滑多了。

我記得剛開始接地一週左右，正好學校工作特別繁重，花了我許多時間，可是別人卻告訴我，我看起來精神飽滿，變年輕了！我十二歲的兒子患有閱讀障礙、書寫障礙、算術障礙、注意力不足、腸胃問題及小麥／麩質不耐症，自從我們開始接地後，他睡得更沉，學業成績、情緒控制、應變能力及接受食物的能力都有顯著進步。我們兩個人的情緒都變得更沉穩，面對衝突也更能冷靜了，這是非常有意義的好處。

我們家另外還養了一隻狗和三隻貓，我在床的下半截鋪了一張半幅接地床單，半夜或早上醒來時，常常發現貓咪鑽進毯子裡，躺在床單上面。那些貓也喜歡在我們電腦前的接地墊上或坐或躺。我們家的狗也會鑽上床躺在接地床單上，最近牠的後腳受傷，這個傾向就更是明顯，看起來我們家的寵物似乎都想好好接地充電的樣子呢。

孕期強身

史帝夫妮・奧其佛（Stephanie Okeafor）是亞利桑那州天堂谷（Paradise Valley）的健身教練及微電流治療師。她說接地最讓她驚奇的，就是在懷第一胎期間對她的幫助。她是積極健身的人，懷孕後雖然減少了跑步量，但是舉重、跨步、交叉訓練的強度則未改變。她很快就發現自己在運動時不會感到異樣，但是訓練結束後一小時左右就會覺得非常疲憊。回家後，她會告訴自己，現在是懷孕中得好好照顧自己，所以她會在接地床單上小躺個二十分鐘，起身後就覺得充滿了活力。她的懷孕過程非常輕鬆，完全沒有害喜，而且從頭到尾都保持著運動習慣。

史帝夫妮在二〇〇九年十月於自宅生產，她的丈夫柴克說：「一切都很順利，史帝夫妮輕輕鬆鬆就過關了，她是如此強健，讓我非常感動。我親手接住了女兒，爲她剪斷臍帶，她出生時眼神清澈又敏銳，而且幾乎一生出來就開始喝奶了。我們的女兒愛納雅體重達四・六公斤，母女兩人狀況都非常好。」

二〇一四年史帝夫妮捎來消息，她即將要生第三胎了。她說自己第二次懷孕也是輕鬆愉快，即使現在必須應付健康活潑的四歲女兒及兩歲兒子（換句話說沒什麼小睡時間），但懷第三胎，她感覺依舊輕鬆自如。她和丈夫、子女一直都維持接地至今。她說：「我知道接地讓我們全家都大有改變。」

接地與生殖能力有關嗎？

加州聖塔芭芭拉市的脊骨神經醫師羅素・惠頓（Russell Whitten）從二〇〇〇年開始為病患接地，當中有許多人有非常棒的結果。病患常常告訴他，開始接地睡眠後，他們的夢境變清晰了，有時甚至像是清楚的幻覺。惠頓醫師說，他碰過最神奇的接地故事，應該是他妻子喬伊的經歷。

喬伊在上一段八年的婚姻中一直無法受孕，在他們結婚的頭六年裡，她也一直無法懷孕。從醫學角度來看，夫妻兩人都沒什麼異常，但就是生不出孩子。二〇〇〇年兩人開始接地睡眠，一個月內喬伊就懷孕了。這是她第一次受孕，當時她三十五歲。惠頓醫師說除了接地外，他沒辦法解釋這件事。

遇見克林特・歐伯六個月內，惠頓醫師已經為五十名左右的病患接地過，並聽說有幾個已經四十多歲的女患者在開始接地睡眠後懷孕了。隔了這麼多年後，突然又有了受孕能力，惠頓醫師認為這絕對不是巧合。他還聽說有人在接地後緩解了生理期症狀，荷爾蒙變得更平衡，接地也許在不孕症應用上有極大的發展潛力。

孕婦蕁麻疹對策

妊娠蕁麻疹（PUPPP）是幾種孕期特有的皮膚病之一，這是一種懷孕第三期可能爆發的搔癢性蕁麻疹，在美國每一六〇名孕婦中就有一人會碰上。病因不明，但有些研究認爲可能是母體高血壓所導致。密西根州的社區心理健康諮詢師茉莉·懷特（Jasmin White）就是其一。

我懷大女兒時患了妊娠蕁麻疹，不管怎麼治療都沒有用，眞是可怕極了。我懷第二胎再度患了蕁麻疹，但這次是在三十二週才發作，而且症狀嚴重得多，醫生試了各種處方，但沒有一樣有效。當時我丈夫正在使用接地床單，我心想不如試試看，我非常慶幸自己的決定。我才在床單上睡了兩晚，蕁麻疹就消失了，直到懷孕結束，我都一直睡在那張床單上，下次要是再懷孕，我也會這麼做，接地讓我沒有因爲蕁麻疹瘋掉。

現在我家的孩子只要溼疹一發作，我們就會讓他們（年紀是兩歲和四歲）一起睡接地床單，這樣似乎能消去疹子，而且只要一個晚上就能見效。孩子生病時，我們也會讓他們接地，這的確讓他們更快康復。

14
接地氣，運動員神效恢復工具

生物物理學家詹姆斯．奧許曼說過一個故事。他說他的朋友參加馬拉松比賽時跑到一半，腳上起了一個非常痛的水泡，於是乾脆脫掉鞋子，就這麼赤腳跑下去。結果竟然跑完全程，而且水泡還消失無蹤了。

如果這故事聽起來太離奇，讀者不妨來了解一下接地最戲劇化的應用：環法自行車賽的選手親身經歷。環法自行車賽堪稱自行車界的頭號賽事，接地在這場世界上最艱鉅的賽事中大建奇功，值得大書特書。故事始於二〇〇三年，著名的運動醫學專家傑夫．史賓瑟（Jeff Spencer）找上了克林特．歐伯。史賓瑟醫師曾經是奧運自行車賽的代表選手，目前則與追求發揮體能最高極限的精英運動員合作，以尖端方法幫他們保持最佳狀態，加快從疲勞與傷害中復元的速度。他在五屆環法自行車賽中的其中四場，也就是二〇〇三年至二〇〇五年，以及二〇〇七年中都讓選手在比賽期間接地。

史賓瑟醫師的任務就是把運動員推向個人領域的巔峰，然後讓他們在那裡待久一點。不過你絕對無法想像，當比賽是環法自行車賽時，挑戰有多麼嚴酷。他的首要任務就是確保騎士每天都能出現在出發線上，在身心都處於百分之百的狀況下迎接人生中最重要的賽程。另一方面，他也要打造有力的復元策略，好讓選手能在環法自行車賽這非人道的慘烈賽事中存活下來。

接地與環法自行車賽

爲了達到這個目標，史賓瑟醫師必須在極短的時間內盡可能讓選手休養傷勢，完全恢復體力。他擁有極大的權限，可以用盡一切方法達到目的。在他參與的四場環法比賽中，總共只有四名選手無法堅守到最後，其中兩人是因爲手臂骨折，一人是因爲嚴重肌腱炎，最後一人則是手掌骨折。除了這四個人外，所有選手都完成了比賽，這在環法賽中可說是前所未聞的佳績。

長期和世界頂尖選手合作，史賓瑟醫師學會了一個道理：永遠不要相信你過去的做法可以確保未來的成功。所以他總是不斷在尋找新的創意，好迎接下一個關卡，在競賽中取得優勢。

當他初次聽到接地時，就覺得這個論點很有趣。於是聯繫了這項技術的開發者克林特·歐伯，爲了確保接地眞的有用，史賓瑟醫師還率先試做。當時他自己已經因水銀中毒而受苦了五年，併發症狀一度讓他無法正常生活，接受治療後才開始慢慢好轉。就在他接地一晚後，發覺症狀有顯著緩解，隔天早上醒來時就覺得舒服多了，而且精神更好。如此連續接地三、四個晚上後，他意識到接地對環法自行車賽的選手一定大有助益。

於是，他問克林特能否專門設計一套專供環法自行車選手使用的接地系統。由於賽事對身心的消耗極大，因此選手常常會睡不著，無法恢復消耗掉的體力，這對需要全力以赴的環法賽選手而言是一大災難。

「恐怖環法賽」

環法自行車賽是世界上最慘烈的運動賽事之一，激烈程度相當於一天跑完三趟馬拉松，而且持續二十一天。選手在同一天內上上下下的總高差可能高達三萬呎，相當於垂直攀高六英里。比賽路線全長約二千一百英里，海拔高度從零到八千七百英尺，比賽於七月進行，正是法國氣候炎熱的時候，環法賽道上的狹窄瀝青路面開始破裂、起泡、變軟，讓競速變得非常危險，跌在上面就像是掉到起士刨絲刀上一樣，選手會受到嚴重的磨傷。

而在選手奔赴下個舞臺時，周遭的交通也是一片混亂，現場有一百七十名自行車選手在極近距離內競速，旁邊圍繞著一大群亂哄哄的支援車輛，上面載著技工、備用自行車與零件，還有主辦單位的人手、媒體、保全人員等等。選手、高速、窄道、車輛，再加上摩托車，一整個就是會有意外發生的組合，相撞是稀鬆平常的事，而且還可能導致重傷。

接地的妙用，身心都能兼顧

克林特答應打造一套原型系統，基本概念是在金屬釦上連接導線，再連到室外的接地棒上。克林特親手打造所有配線，還教史賓瑟醫師如何使用那套系統，完工時剛好趕上二〇〇三年的環法自行車賽，而且大建奇功。環法選手在白天比賽中承受了大量身心壓力，必須在休息時放鬆恢復，所以需要晚上派得上用場的技術，好讓選手在隔天醒來時完全恢復體力。

史賓瑟醫師在接地選手身上看到了自己體驗過的效果。選手們睡得很好，而這點在環法賽中是很難得的，因爲選手通常會因爲比賽緊張而過度興奮，而過度疲勞也會干擾選手入睡。一旦無法好好休息，身體就容易垮掉。所以能夠讓選手安穩酣睡的接地用具，代表了他們的身心壓力減輕了，心情變得更平穩，決策能力會變得更好，不管是體力或士氣都保持在高檔。

加快傷口復元

史賓瑟醫師還將接地與其他療法併用，好加速組織修復，讓比賽中受傷的選手能加速恢復，而接地在這方面也創造了驚人的成果。最戲劇性的例子就是二〇〇五年環法賽裡的一名選手，他撞進了突然停下來的支援車輛後車窗裡，右上臂嚴重撕裂傷（參見左圖），當天勉強抵達終點線，之後立即接受積極治療。當天賽程結束後，史賓瑟醫師在車隊巴士上看到他，他的緊身衣與短褲上血跡斑斑，手臂緊緊纏上了繃帶，繃帶取下後可以從血肉模糊的傷口看見肌腱和骨頭。

他的傷勢相當嚴重，車隊認眞考慮是否讓他退出比賽，大家也都覺得他隔天多半沒辦法再上場了。但史賓瑟醫師另有打算：

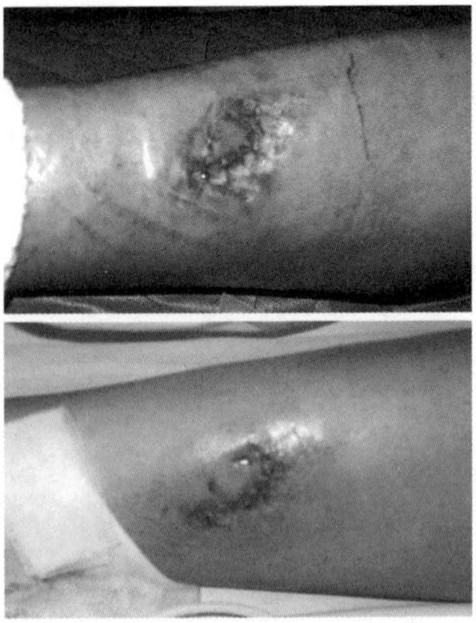

整夜接地加速傷口復元，對照上下圖明顯可看出創傷收口很快。（照片由傑夫・史賓瑟提供）。

我要求車隊給我十二個小時，也就是一整夜，讓我來幫他恢復到可以繼續比賽。我在他的手臂和腿上貼了數塊接地貼片，讓他一整夜接地睡眠。隔天醒來時，他說傷口已經不痛了，也不像前晚那麼紅腫脆弱，他自己也覺得當天可以再度出賽。我拿掉他身上的貼片，重新爲他處理傷口，換過繃帶，然後他就這樣出門去參加當天的比賽。後來這位選手確實完成了當天的賽程，達成車隊爲他設定的任務，全隊車手都非常高興。在外人眼裡，他的恢復速度只能說是奇蹟。

接地與冰敷的比較

本文由傑夫・史賓瑟醫師撰述。史賓瑟醫師是前奧運自行車賽選手、九年知名環法自行車賽教練、作家，曾經與多位著名運動員一起共事，包括老虎伍茲、美國運動汽車競賽協會競速賽冠軍鮑比・拉朋特（Bobby LaBonte）、美國職棒選手特洛伊・克勞斯（Troy Glaus）及NBA球星等。

根據我多年來處理運動員受傷的經驗，我認為接地的治療效果超過一般冰敷。當我為傷口接地時，受傷的症狀與後遺症都明顯輕微許多，有時甚至沒有症狀。我說的症狀是指發紅、發熱、腫脹、疼痛，以及活動範圍受限。無論傷勢輕重，接地的減痛效果都非常可觀，跟冰敷比起來，接地常常可以減少四、五成的痛苦，那是我用冰敷從來沒有達到過的效果。而且接地也可大幅縮短復元所需的時間。

我通常的做法是將一塊接地貼片直接放在傷口上或貼在一旁，再用第二塊貼片貼在身體同側的重要穴位。換句話說，如果傷處是在上半身，我就在掌心接地，如果傷處在下半身，我就將貼片接至足底的湧泉穴。通常我還會在傷處四周多貼幾塊貼片，當受傷部位較大時，我甚至曾經一口氣使用十二塊接地貼片。

這種組合方式收效極佳，受傷後越快展開接地且接地時間越長，傷口恢復的速度就越快。接地還有另一項好處，就是你可以貼著接地貼片睡覺，不必中斷治療，這真是再理想不過了。如果你想加強接地效果，也可以另外使用接地床墊或接地床單。

過去十幾年來，我已經將接地整合進我的治療中，幫助過各項運動的頂尖運動員。他們的傷勢包括磨傷、拉傷、扭傷、開放性傷口、手術後復元，還有從骨折後的骨科手術中恢復。一般人也可以用上述的要領治療傷口，但我還是建議他們受傷後先由適當的醫療專業人士評估傷勢，再利用接地配合醫師建議的療程。

減輕疼痛

史賓瑟醫師用接地治療過各類比賽的運動員，他常聽到以下感想：「我睡得更好，疼痛也減輕了。隔天早上醒來，我覺得自己恢復許多，令人不敢相信。以我訓練的量而言，我本來應該更疲倦的。由於練習次數增加，我的成績與進步幅度都上升了，現在的我處於高點，而且要保持這種成績變得更輕鬆了。」運動員常常反映他們接地後，更能維持精力，不會像之前那樣，到了午後就感到疲憊。他們所需要的睡眠時間似乎也變短了，但睡眠品質卻更好。

職業足球員因為經常激烈碰撞，幾乎都有疼痛問題，只是程度輕重不同。他們告訴我，接地減輕了他們受傷後原本預計會感受到的疼痛程度，這是我常常聽到的感想。但我認為接地最有價值的一點，在於它為身體的生化反應提供了堅實的基礎，讓其他的治療與照顧手法可以有效發揮，接地後不管我做什麼治療，效果都比以前更好。

而且接地實在簡單得令人讚嘆，你只需到海邊或院子裡赤腳走一走，如果有接地設備的話，只要接上插頭，躺下來睡一覺，照平常一樣生活就行了。不必補充耗材，不必拿處方藥，也不必設定時間，什麼都不必做。史賓瑟醫師認為，不管你是否為運動員，同樣都要在生活中保持最佳狀況，有足夠的體力完成每日的行程，有強韌的精神克服遇到的困難或緊張狀況，讓自己能從每日的壓力中盡快恢復。

降低蛋白質／肌肉分解，加快復元

我們在第八章曾提到一份二〇一〇年的研究，證明接地可以抑制因運動引起的發炎，減輕延遲性肌肉痠痛。二〇一三年，一個波蘭研究團隊提供了更多證據，證明接地幫助復元的效果卓著。他們的方法是測量受試者在固定腳踏車上運動前、運動中及運動後的血液尿素含量，從而估計肌肉與蛋白質分解的程度。

結果顯示運動中接地，可以透過肝臟或腎臟運作，顯著降低血液中的尿素濃度，達成有益的蛋白質（氮）平衡。對那些訓練目標爲增加或保持肌肉量的運動員而言，這項結論非常有參考價值。該研究從格但斯克（Gdansk）的體育大學學生中徵求四十二名健康的男生，進行雙盲交叉測試。受試者被分成兩組，每週在腳踏車測功器進行兩次運動，每次長度三十分鐘，其中一次進行接地，一次則否。每次運動的強度約達受試者最大氧氣攝取量的一半，受試者在運動後會休息四十分鐘。受試者全都在腳踝套上接地帶，上面有導線連接至開關，然後再連至一根金屬管。受試者可能實際接地，也可能只是在進行看起來與接地無異的「假接地」，而他們本身並不知道開關是否打開了。

「我們的研究顯示，跟未接地者比起來，接地的受試者在運動與休息時尿素濃度都較低。」實驗主持人神經外科醫師帕維爾．索凱爾表示。「跟大地接觸對人體的休息與運動也許有極關鍵的影響，這點對受訓中的運動員尤其重要。運動中接地可以避免蛋白質劣化，幫助維持正向的氮平衡。」

索凱爾博士從事接地研究已超過二十年，他堅信接地會影響蛋白質的代謝，也影響腎臟功能。根據爲運動員接地多年的傑夫．史賓瑟醫師解釋，運動的正性平衡（positive balance）「意味著蛋白質與肌肉不會跟平常一樣被分解。由於損耗較少，身體也因此能夠更快進行修復，這是極大的好處」。換句話說，因爲風險大幅降低了，你可以增加訓練的強度與時間，運動員生涯也可以持續更久。

沒有運動員不希望能提高成績或是延長運動生涯，而這份研究解釋了運動員接地後爲何有更好的進步與表現。能夠抑制組織分解，加速蛋白質合成，就意味著可以創造更多蛋白質，得到更佳的修復結果。

但這些好處不只適用於運動員，不管你是運動員、生意人或是各行各業的普通人，都能從接地中獲益。接地意味著身體表現進步、復元門檻更低、能活動的期限更久，這樣的生物學原理對誰都適用。延遲性肌肉痠痛接地實驗的主持人、奧勒岡州運動生理學家迪克·布朗補充：「這項新研究再次顯示接地對人體有益，也重新證實了接地的確能引起人體各種變化。如果眞如實驗所示，接地可以在運動中減少蛋白質的分解量，那麼運動後恢復時能保留的蛋白質就更多了。」

該研究也引發了尋找運動接地方法的新討論。有些運動可以在戶外赤腳進行，在健身房裡也可赤腳踩接地墊來運動，或是使用有接地功能的運動器材。索凱爾醫師也提及，從這項研究結果看來，若是進一步研究赤腳跑者與穿運動鞋的跑者，其蛋白質分解或腎臟荷爾蒙的分泌，可能都有「讓人大吃一驚的差異」。

接地與美式足球

柴克·奧其佛（Chike Okeafor）是前國家美式足球聯盟球員，他在一次腿傷中體驗到接地的威力後，已經接地睡眠將近十年了。

當時我因爲練球導致膝蓋後方的膕旁肌受傷，大腿也有深層瘀血。當我躺在接地床單上時，我看著一旁連接到即時熱成像攝影機上的電腦螢幕，讓我驚訝的是顯示傷處發炎程度的顏色正在迅速改變，大概在十五分鐘內就冷卻下來了。接地一小時後，我的傷處發炎成像和接地前截然不同。我自己也感覺到不適得到很大的緩解，但是親眼見到這麼大的變化還是讓我大爲吃驚。

那個禮拜的週末我必須在一場重要比賽中出場，所以我能休養的時間不多，我們都在想，要我恢復到萬全狀態根本是作夢，但是自然療法師還是替我做了一些處置，而且接下來的時間我都接地睡覺，結果我恢復到足以上場，而且沒讓自己受更多傷。這次經驗讓我大受鼓舞，從此我就固定接地睡覺了。

在那之後，奧其佛幾乎都會接地睡覺，而且他還能清楚感覺到接地與否的差別。沒有接地時，睡醒後總覺得沒有充分休息到；而接地時，就算只睡六小時，也能充分恢復精神。每次比賽後當晚，他都會接地睡覺，隔天醒來時身體就不會那麼痠痛。

接地與鐵人三項

克里斯．萊多（Chris Lieto）曾經三度贏得鐵人三項比賽冠軍，並三度在世界級鐵人三項比賽中進入前十名。他在開始接觸這項運動時，目標就是拿下冠軍，因此必須學習徹底強化所有條件，包括練習方向、裝備、飲食、飲水、營養品、從受傷與疲勞中回復的過程等等。訓練當然是事前準備重要的一環，視比賽不同，他每天的訓練內容會有點不一樣。鐵人三項比賽，包括游泳、騎自行車及跑馬拉松，這樣的行程一整天下來是非常累人，對身體是很大的負擔。光是賽前，每天的訓練就會讓你練到筋疲力盡，所以如何回復就成了重要的課題。

克里斯已經接地睡眠將近八年，而接地一直都是他恢復體力的一大助力。白天只要有機會，他會踩踩接地墊，運動結束後，再用復元睡袋裹住雙腳，只要有機會，無論何時他都盡量接地。一旦有脛痛、小腿痠痛、髖部疼痛等症狀出現，克里斯就會在患處貼上一塊接地貼片，讓大地能量直接流入其中，患處會因此消腫。

> 有一次我有一邊的腳踝突然嚴重發炎，我足足交替冰敷和熱敷了一個禮拜，卻怎樣也無法消腫。後來我在痛處貼上接地貼片，隔天患部立即恢復正常，我又能跑步了。從此我就學會，只要有任何部位痠痛或腫起來，就直接貼上接地貼片，問題馬上解決。

接地與高爾夫球選手的職業壽命

泰德．巴奈特（Ted Barnett）是加州棕櫚沙漠（Palm Desert）已退休的床墊工廠老闆，他和妻子兩人一起經營一家小型床墊工廠，另外僱了一、兩位員工幫忙。

二〇一一年左右，他爲克林特．歐伯製造了第一套接地床墊，也從那時候他開始接地，心想接地對他的手部和心臟毛病或許會有好處。

接地果然生效，他的手再也不痛了，一直到今天他都沒有中斷接地，有時出門在外或因其他理由而兩、三天無法接地時，他的手就會馬上痛起來，肩膀、脖子及其他患有輕微關節炎的部位也一樣。但只要他一回到家接地，在一天或甚至數小時內，疼痛都會消失無蹤。

巴奈特一直很熱愛打高爾夫球，退休以後幾乎天天上場，儘管已經七十五歲了，還是所屬俱樂部的冠軍。打高爾夫時他會一邊接地，方法是在鞋底挖出一個洞，裡面埋一枚可以導電的接頭。他認爲是睡覺和打球時接地，讓他的身體變得更有彈性，足以承受每天練習和打球的負擔。他說：「我雖然贏不了那些二、三十歲技術高超的小伙子，但老傢伙們沒人贏得了我。」

接地與草地滾球的選手生涯

史恩．奧斯汀（Shane Austin）是蘇格蘭的電信工程師，他高齡九十歲的外祖父湯米．沙維爾從二〇一二年初開始每天接地，很快就從原本行動不便、身體疼痛的狀態解脫，變得行動自如。外祖父當了六十年的農夫與牧羊人，即使退休了也維持活動的習慣，他最愛的就是草地滾球。有一天當他在院子裡工作時，一塊沉重的木板倒下來砸到他的腳，讓他的腳踵得又青又紫，而且當下沒有好好休息，傷勢一直沒有好轉。

史恩聽說接地的妙用，於是在外祖父受傷數週後，爲他和自己各買了一塊接地墊。外祖父接地約四十八小時後，腫脹程度就減輕了約三分之一，到了三週以後，腫脹消除了八成左右，而且活動力也完全恢復了。以他的年紀來說，這眞是太神奇了。外祖父很快就重拾他的草地滾球運動，過了兩、三個月，原本的腫脹完全消除了，受傷的腳也完全復元了。「我可以跟你打賭，」史恩說，「要不是因爲接地加速復元，他本來應該趕不上二〇一二年的滾球賽季的。」

至於史恩本人的接地體驗，他說：「我在二〇一二年騎腳踏車時摔倒，腳踝嚴重扭傷，但接地後三個禮拜就恢復了，到了第四週，我甚至恢復到可以慢跑十公里！醫生原本估計我得休息六到八週，接地實在太神奇了。」

15

接地氣，寵物健康好元氣

克林特．歐伯在蒙大拿州的農場長大。他還記得小時候發生了一件事，讓他留下了深刻的記憶：「有一天我跟父親一起照顧牛群，看到一隻小牛躺在地上，腹部有一大道割傷，腸子都掉到外面來了。母牛站在小牛旁邊，像是在保護牠似的。我父親從馬鞍囊中拿出一根針和一些粗線，他要我坐到小牛身上壓住牠，然後他把露出來的腸子推進小牛腹內，開始替牠縫合，既沒有消毒，也沒用上抗生素。當時我們所在的地方離牛棚還有一段路，加上又下著雪，根本沒辦法把小牛運回牛棚去。」

過後克林特就忘了這事，直到一週後看到那頭小牛混在同伴之間活蹦亂跳的，他才又想起來了。從那之後，克林特就常常疑惑，爲什麼生活在戶外的動物似乎能夠從創傷中迅速復元，而人類或住在房子裡的寵物，卻得要更多時間治療呢？他曾請教過獸醫這個問題，但他們也只能聳聳肩，表示戶外的動物生活在自然之中，大概是多了什麼室內動物所沒有的東西。所謂的「東西」當然包括陽光，但正如克林特後來得知的，其中也包括大地的自然療癒能量。

親近大地，靈敏動物的自然反應

聖地牙哥的史帝夫．布雷克（Stephen R. Blake）是主張整體療法的獸醫，執業超過三十年，他一直努力想了解動物保持健康的自然方式。對他而言，接地概念再自然不過了，因爲他從小開始，就經常看到不同的動物拚命在地上挖洞，壓力大時更是如此。

史帝夫說，動物尋求接地最常見的例子就是家裡的寵物，牠們會在有壓力或生病時鑽進地毯或地板下，試圖接觸水泥地或直接接觸大地。要是把牠們放到戶外，牠們也會有同樣的舉動。很多生病的貓咪或狗狗，會在小樹叢下挖洞，躺進裡面休息。

他曾診治過一隻叫查理的貓，主人家養了不只一隻貓，而且不讓牠們外出。查理後來出現了在家隨地撒尿的行爲，他說服飼主每天帶牠到戶外一小時，查理隨地撒尿的行爲馬上就停止了，整體活力也有改善。

史帝夫醫治過許多一輩子都住在公寓或高樓大廈裡的寵物，跟大地毫無接觸，他總會勸主人帶牠們出去逛逛，多多接觸草地。若是養在室內的寵物，可以爲寵物準備能接地的表面。

接地的狗狗

幾年前，寵物健康作家波蒂南（C. J. Puotinen）買了一張接地床墊，睡眠因此得到改善。「我丈夫是個機械工程教授，」她說：「所以這項簡單技術背後的理論，在他眼中理所當然。」

身爲寵物健康作家，她很好奇接地床墊是否也能改善動物的健康。波蒂南找上了多年來發表過數篇接地研究報告的健康與能量醫學學者黛爾．塔布利茲，兩人在二〇〇七年合作設計了一套爲狗兒接地的實驗，使用的是還只在設計原型階段的接地墊。

她們一起找出十六隻有下列病史的狗：尚未痊癒的關節炎疼痛、疲勞、焦慮、髖部發育不良、慢性咳嗽、舊傷未癒、情緒困擾等。在實驗進行中，狗狗們在接地墊上接地睡眠四至六週，飼主則每日或每週記錄他們的觀察。實驗進行中，狗狗們的自然接地被限制在每天出外便溺時的短短數分鐘。

塔布利茲表示，詳細做紀錄的飼主普遍反映，狗狗有進步的項目包括精神、體力、柔軟度、關節活動程度、肌肉僵硬程度、情緒穩定度、睡眠狀況等。另外各種疼痛跡象也有改善，像是跛行、僵硬、動作遲疑、活動程度低落、不願跳起、玩耍、快速移動等。

塔布利茲補充：「實驗結束後，有些飼主為了比較，讓他們的寵物暫時停用接地墊。他們回報有些接地前的症狀又回來了，這讓他們更是深信接地的效果。」

更活潑的前賽犬

奇普是參與實驗的狗狗之一，牠原本是參加競跑的賽犬，因為競跑時關節承受壓力過大，奇普跛行的情況很嚴重。奇普的腿後來又受了別的傷，有將近一年無法跳上沙發或跳進車子裡。「現在多虧那塊接地墊，這兩種動作牠都辦得到了。」奇普的女主人說道。「牠看起來完全不像有疼痛或關節炎的困擾，而且變得更愛嬉戲，更常奔跑跳躍，可以跟我散步得更久，體力也比從前好得多。雖然還是有點跛腳，但獸醫說那是因為牠腳掌上有過去因競跑而長出的雞眼。」

奇普的接地還帶來令人驚喜的副作用，牠在接地睡眠短短三週內，心理狀態有了「神奇的變化」。「過去奇普總是緊張兮兮，特別害怕打雷、煙火及其他劇烈聲響。」奇普的女主人表示。「直到雷雨結束前，牠都會猛喘氣，緊張地來回走動，或是躲在什麼東西底下。」但這種恐懼表現在牠接觸接地墊後，似乎被帶走了，現在就算外面下起大雷雨，奇普一樣冷靜得很，而且照樣能睡得著。

奇普的變化讓女主人大爲驚訝，所以她也爲自己買了一塊接地床單。二〇一二年十三歲的奇普去天堂了，女主人告訴我們：「牠總是趴在接地墊上，看起來很滿足，似乎這能減輕牠的病痛。現在我還有兩隻上了年紀的惠比特犬，牠們也會輪流接地，我相信正是因爲接地，牠們才會看起來這麼平靜。」

罹患胰臟炎的小花貓

加拿大的退休教師雪莉・伊文斯（Shirley Evans）養了一隻花貓艾比，這是她從收容所帶回家的。二〇一三年初，十三歲的艾比突然得了重病，將近兩個禮拜滴水未進，體重掉了許多。獸醫診斷艾比得了胰臟炎，艾比在獸醫院待了兩天，奄奄一息地接受靜脈注射。獸醫給了雪莉一些止痛劑，要她在死亡來臨之前盡量讓艾比舒服一點。

那時我突然心想，何不爲艾比接地呢？反正我也沒什麼好損失的。所以我把接地墊放在牠最喜歡的沙發上，有時我也會將接地墊放在自己身上，再將艾比抱到腿上，兩個一起接地。接地時的艾比看起來很舒服，接地一天後艾比突然站起來，搖搖晃晃地走到牠的食器前，站在那兒看著食物與水大概一分鐘，然後又慢慢走回沙發這裡。如此重複了好幾次，最後艾比終於喝了點水，也吃了點東西。能夠進食後，艾比慢慢地恢復了力氣，也露出好轉跡象，重新變回原來那隻貼心的小貓，甚至還走到水泥露臺上曬太陽。

六個月之後艾比的胰臟炎再度發作，這次沒能撐過去。但接地讓牠多活了舒服的六個月。

接地的鳳頭鸚鵡

加州鳥類飼養家唐恩．史考特（Don Scott）是「克蘿伊收容所」（Chloe Sanctuary）的創辦者，專門收容獲救的鸚鵡及鳳頭鸚鵡。史考特會爲收容所的鸚鵡尋找「寄養家庭」，再教收養人如何養鸚鵡當寵物。他和克蘿伊，一隻跟收容所同名的鳳頭鸚鵡打交道的經驗，似乎顯示接地踏桿能防止籠中鳥常見的異常行爲，或將程度降至最低，這些行爲包括尖叫、來回焦躁踱步、啄人、自毀羽毛等。史考特表示：

> 自從我在克蘿伊的籠子裡安裝接地踏桿後，牠就有了重大變化。當時克蘿伊是一隻二十五歲的大白鳳頭鸚鵡，因爲曾經有被主人拋下的經歷，所以我們開始照顧牠時，牠已經有了自毀羽毛的習慣。後來我在附近的賣場買來一根十八寸的不鏽鋼浴室扶手桿，安裝在長木片上，再連上銅線，接到牆上插座的接地孔上。那根接地踏桿位於籠子中央，從此以後克蘿伊變得沉穩許多。過去用力扯下羽毛的習慣再也沒有出現過了，頂多

偶爾扯扯羽毛，而且也只扯羽尖，不像以前那樣連根拔起。以前牠在籠子裡一坐就是一大段時間，對周遭環境完全不感興趣。現在牠變得更勤於找食物、更愛嬉鬧，也更常玩牠的玩具。

顯然，克蘿伊很喜歡這根踏桿，晚上總是會在上頭睡覺。牠憑著直覺，選了一根最吸引牠的踏桿。自從安裝接地踏桿後，牠再也不會整天尖叫著想逃離鳥籠了。

16 持續接地氣，永續的保健之路

健康與自然息息相關、密不可分，這是本書要表達的重點。健康是遵循自然的結果，而想要自然而然地獲得健康，維持最佳的生理狀態，關鍵之一似乎就是保持與大自然的連結。與大地隔絕既不自然也不健康，還會帶來疾病、發炎、疼痛、睡眠失調等不必要的痛苦，而這些痛苦全都源自電子不足。相反的，重拾與大地的連結，則能解除這種不足與其導致的後果。

本書在某些程度上回答了生物學家赫胥黎的大哉問，那就是我們在自然中扮演的角色爲何，以及我們與整個宇宙又有何關聯。我們住在這個星球上，卻經常自外於星球，而且爲此付出了慘重的代價。我們創造的現代社會製造出病痛，情況已持續了好一陣子，統計數據顯示，我們已經不再是過去那個強韌又血氣充足的人種了。我們將身體逼迫至崩潰邊緣，吃的是不健康的食物，穿的是錯誤的鞋子，住在充滿電磁場的空間，而且非不得已不運動。

大約五十年前，醫療保險制度首度問世時，人們都以爲自己老了後會有人照顧，不管什麼病都有藥可以吃，但沒想到吃藥未必能藥到病除，有時反而讓我們變得更不健康。

已故的約翰・諾爾斯（John Knowles）醫師曾於一九六〇年和七〇年代領導麻州綜合醫院及

洛克菲勒基金會。他在多年前說過這樣一段話：「一般大眾聽信人言，以爲全國化的醫療保險、更多醫生、更多只有醫院才有的昂貴醫療技術能讓他們更健康，可惜這三樣東西都無法達成目標。」當時的政治人物與醫生都越來越擔心節節上升的醫療成本，這樣的場景似曾相識吧？當時令人煩惱的醫療支出占了全國生產總值的八%左右，而今天這筆支出已經增加超過一倍以上！政治人物與醫生仍舊憂心忡忡，只是他們的擔心幫不上什麼忙。

那麼未來的前景又是如何呢？嘖嘖。只能說一片低迷。

醫療觀念要從頭改革

根據聯合國經濟與社會事務部二〇〇二年的報告，全球人口正以「史無前例」的速度老化。從二〇〇〇年到二〇五〇年之間，六十歲人口所占比率將從一一%加倍至二二%。人口老化對負責提供醫療保障的政府而言，將帶來嚴峻的經濟、政治及社會挑戰。以美國爲例，多達八千萬人的嬰兒潮世代已經開始越過六十五歲的關卡，有資格使用政府出資的醫療保險服務。換句話說，將會有大量新增人口與老化相關的慢性健康問題耗光原本就已吃緊的醫療預算。

正如《美國醫學會雜誌》在二〇一三年的報告所指出的，就整個社會而言，人口在失能或疾病中生存的總年數大幅增加，因爲「人們活得更久，卻未必活得健康」。如果沒有任何重大變化的話，這樣的趨勢可能會拖垮政府醫療保險財政，而目前也已出現類似的預測。

美國州政府協會（Council of State Governments），一個預測政策趨勢的頂尖多部門政府機構，在二〇〇六年發布警訊：除了有更多老年人口可能患上更多慢性疾病外，另一個危機就是有更多年輕一輩在進入青春期、大學、成人期時，就已患有糖尿病、高血壓，還有其他因過重、缺乏運動、飲食習慣不良所導致的疾病。「有些專家估計，今天正在成長的這一代，很可能是第一個活得比父母或祖父母輩還短的世代。這不但嚴重影響公共資源分配與政府單位提供健康與社會服務的能力，還會榨乾另一項美國的關鍵資源，那就是勞動人口。」

目前的現狀無法保持平衡，受威脅的不光是個人健康，還有所有家庭與其他國家。公眾健康惡化並非美國的專利，事實上，全人類的健康都處於危機當中。美國人面臨的諸多疾病，其實正是我們眼前上演中的全球危機縮影，同樣的訊息每天一再登上新聞頭條，拿養牛來比喻，在這裡也許會很適合。人類要是牛隻，老早就被拖出去拿槍斃了，誰付得起那些獸醫的帳單呢？

今天的醫療體系既無能，又索價過高，而且沒有發揮效果。慢性疾病氾濫到不可收拾，而且局面實在不是政府或保險公司所能收拾的，能採取行動的只有我們。我們健康與否，基本上是由自己的生活方式所決定的。「自我照顧是保證健康、過更充實且更長壽人生唯一的方法。」一九八九年，喬瑟夫．畢斯里（Joseph D. Beasley）與傑利．史威夫特（Jerry J. Swift）在福特基金會的經典出版品《家樂氏報告：營養、環境、生活方式對美國人健康的影響》（*The Kellogg Report: The Impact of Nutrition, Environment & Lifestyle on the Health of Americans*）一書中說道。「儘管現今要求醫療系統改革的呼聲高漲，但最需要改進的其實是我們的態度——我們這些病人必須成爲捍衛自我健康的鬥士。」像這樣的警告，大部分的美國人都充耳不聞。他們仍舊過度攝取不健康食物及逃避運動，所以也就越來越病弱。

我們該注意的不是醫療保險，而是確保自身的健康。消除生活中主要的壓力與毒素來源，遠比依賴醫療更能保持健康。在本書中，我們提出了一個方法，不但簡單到令人驚訝，而且可以達成上述目標。

改善健康、節省醫療開支的無窮潛力

接地是一項重要無比的發現，跟電力、電話、收音機、電視、電腦一樣，具有橫掃全球，徹底改變人類生活的重大潛力。各位可以回顧上述那些發明進入社會時帶來何種變化，就算到了今天，我們的工作與經濟也仍然建築在這些新科技創造的基礎上。接地跟這些科技一樣，可以徹底改變人類的生活方式。

我們相信接地能改變人類現今進行醫療的方式，大幅提高治療的成效，又能減少許多疾病的治療支出。要記住，接地者的生理狀況看來跟未接地者不同，前者的運作更有效率，也更健康。隨著更多研究報告出爐，我們可以預見未來接地裝置會被設置在水療中心與醫療保健診所中，而醫院與安養院也將可以爲病患進行接地。醫院與診所中有各種複雜的電子設備必須接地，病床也處於接地狀態，那麼躺在上面的病人爲什麼不能接地呢？展望未來，我們相信接地將會爲社會與經濟帶來天翻地覆的革新。

經濟的基礎是創造利潤、工作及財富的企業行號，而我們認爲接地可以爲全世界的企業創造無窮的商機。接地的潛力足以在許多方面改變這個世界，造福全人類，無論是最窮的窮人或最富的富人，在已開發或未開發國家，人人都能接地。接地將影響社會的每個層面，而且名副其實地從腳下開始。第一個改變的將是製鞋業。只需在鞋底加入價值幾毛錢的導電纖維或類似材料，就可以讓人們重獲大地的療癒能量。製鞋工業並無惡意，但他們過去創造的東西的確導致更多人患上慢性疾病。現在正是製鞋業洗刷聲名，重新爲人類健康做出貢獻的寶貴機會，而且還能提高產品銷售量，這是多麼光明的前景！一個人每年至少都會買雙新鞋，製鞋業只需花上少少的投資成本，就能將接地鞋這麼好的產品銷售到市場上。身爲消費者，當各位下次買鞋子的時候，請開口要求購買接地鞋，讓我們一起來創造需求！

接地也有徹底革新寢具與床墊產業的潛力。美國人平均每八年就會換一次床墊，床墊每年的銷售量約爲三千萬張，平均每兩萬個家庭就有一家床墊商。這個產業爲了創造舒適睡眠，製造了各式各樣的產品，有水床、氣墊床、彈簧床、記憶床墊、乳膠床等等。只要在床墊中加入成本數美元的導電材料，再與大地連結，就能幫助充滿整個社會的失眠症患者。未來床墊的新標準，將是讓使用者睡起來更舒服、更沉穩、更不受疼痛困擾、更健康。

想想看，會有多少人迫不及待地買下這種床墊啊。旅館業爲了追求二十一世紀的標準，已經斥資數十甚至數百、數千億美元，投資在平面電視、無線網路、更時髦的酒吧、更華麗的表演上。要是旅館能夠提供疲倦的旅客一張接地床墊，讓他們睡得更好，更快從時差中恢復，這會是多大的賣點！

製鞋業與床墊產業找到了明星商品，又能成爲醫療產業的一部分，這正是展開接地革命的最佳起點，還有比這更簡單的醫療改革嗎？當你出門採購鞋子與床墊，你也同時買了健康回家。將地球療癒的電子引進生活，讓每個人都可以在盡可能多接地的過程中，處處充滿商機。住家、辦公室、學校、處處都需要接地，接地可以應用在地板、地毯、家具上，連在車子裡也可以透過簡單的坐墊進行強度經過調整的接地。整個社會的基礎設施都可以另外加裝價格低廉的接地設施，創造出一整個專門爲新舊建築施工的產業。從中可以另外衍生出新的行銷、配送、安裝產業，就跟當初電話與有線電視進入這個社會時一樣。

這對我們設計住家與辦公室的方式會有多大影響！你能想像這會讓上文提到的健康數據出現多大的變化嗎？又能在這個世界上創造多少新工作機會、新職業、新研究、新產品、新教育內容、新服務，甚至還爲財政吃緊的各國政府創造多少新稅收嗎？而對企業來說，這又能爲他們省下多少保費支出與營業成本呢？我們可以擺脫健康不佳的惡性循環，創造出同時嘉惠員工與雇主的良性健康循環。

接地是未來的保健方向。人類必須重拾與大地的連結，找回我們自然的電能狀態，重獲自然的健康，而做到這一切的方法是如此簡單。本書是提醒讀者的號角。醒來吧，各位！到戶外去，開始接地。讓你的赤腳重新熟悉大地，在睡覺時接地，如果可以的話，在工作、娛樂、看電視時也同時接地。要是你到現在還沒有嘗試過，現在就赤著腳到戶外去（天氣允許的話），坐也好，站也好，待上半小時左右。要是你有疼痛困擾，不妨注意一下接地會帶來何種改變。再問問自己，重新與大地連結是不是你此生最神奇的保健新發現。

我們認爲重新連結大地眞的很神奇，還很可能是有史以來最重要的保健發現。

附錄

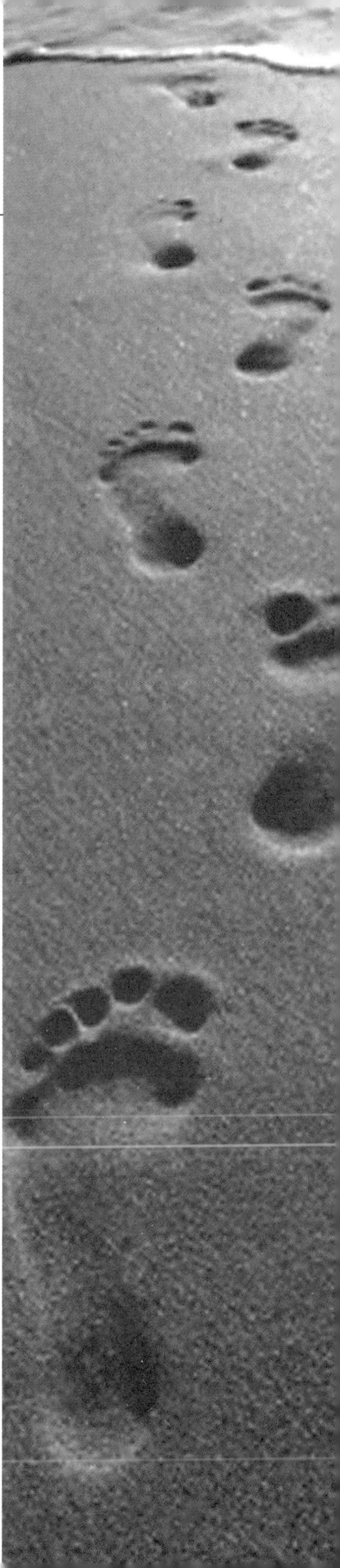

【附錄1】

接地背後的物理原理

作者：蓋頓・夏維爾（Gaétan Chevalier）
加州大學爾灣分校（Irvine）發展與細胞生物學家訪問學者

研究電生理學與生物反饋二十年，接著又研究接地二十年後，我的結論是當今解釋人體生化作用的模組極度不足。而最大的問題，就是對人類生理的生物電本質缺乏基本理解。

人體是具備高度智慧的電生化系統，會受到體內電環境極大的影響。這個系統內有無數電荷在調節數不清的生化反應，包括酵素轉化、蛋白質製造、酸鹼值控制等。在這個複雜的環境中，地球的表面電位成了人體自我平衡的參考基準。

我個人與其他學者的研究顯示，接觸大地可以維持人體的電平衡，幫助自我調節與自療機制正常運作。所以地表不但維持了全球所有電氣系統穩定，也是保護人體正常運作的重要資源。

我們的研究得到一個結論，那就是缺乏與大地的接觸，會導致體內電環境失衡，長期下來會造成生理功能異常。讀者可以將之想像成同時倒下的多副骨牌。失衡的生理會成爲各種疾病的先兆或惡化原因。在現代生活型態尚未成形的舊日生活中，人們還未與大地這個參考點隔絕時，人體通常都能自然而然的透過接地得到電平衡。

無論是透過打赤腳或利用可導電的獸皮製成寢具或鞋子，人類都能自然而然的固定接觸帶電的大地。現在讓我們來進一步探索這種連結的細節。

大地流動的負電荷

地球表面是人類周遭環境中帶有最多負電的物體。但是當我們所處位置變高，離開地表以後，視我們所在地點而定，高度每上升一公尺，電位（也就是電能或電荷的強度）就增加一百至兩百伏特，這是早經驗證的科學事實。

你也許會想，既然大氣帶有這麼高的電壓，爲何我們不會觸電呢？因爲靠近地表的空氣是絕緣的，所以地表附近的電流非常微弱，幾乎趨近於零。簡單說，只要沒有電流，就不會觸電。

現在讓我們朝蔚藍的廣闊天空升去，到更高的地方，大約在離地表數公里處，大氣電位上升的速度開始減緩，在距地表一百公里處停止上升，那是因爲大氣在此成爲導體。在這個高度，陽光的強度足以將電子從空氣分子中奪走（甚至可以分解分子），而在過程中就出現了所謂的離子（帶電的粒子）。科學家就是因爲這個緣故，才將此區命名爲「電離層」（ionosphere）。電離層是太空物理研究範圍中，最靠近地球表面的一層，充滿了自由的游離電子。

當天氣晴朗，天上無雲或雲量極少時，地表與電離層之間的電位差約爲二十五萬至五十萬伏特。讀者可以將地表與電離層想像成兩個導電體，一個電位是零（地表），另一個電位則爲二十五萬至五十萬伏特，高度約爲一百公里。

剛剛提過，在晴天時電離層以下的大氣導電能力不佳，靠近地表處尤其如此，但空氣也並非完全不導電。會有極少量的電子以每平方公里一 mA（毫安培）的比率逸出地表（漏電程度約爲每平方公尺一微瓦），這個現象被稱爲「晴空電場」（fair weather current），是全球電路這個超大規模自然現象的構成部分之一（見圖 1）。

爲全球電路充電的主要是積雨雲（雷雨雲）。在雷雨活動中，聚積的雲塊會產生流至地表的電流，平均強度約爲一安培。據估計，地球上隨時都有一千至兩千場雷雨在同時進行中，而這些雷雨每分鐘可製造高達五千次的閃電。因此，地表不斷接受著高達一千至兩千安培的負電流入，而大氣高層中亦有等量的正電不斷流入。近期研究顯示，大雨也會使地表的負電增加。

這個現象十分複雜，但簡單說來，科學家知道雨雲內部的活動會如圖 1 所示，導致雲層底部累積負電，而雲層頂端則帶正電。在此同時，雲層下方的地表也開始累積正電。到了某個程度，雲層上下各自累積的電荷是如此龐大，最後便引爆閃電。閃電其實就是異性相吸的結果。閃電發生時，大量負電荷會被傳至地表。

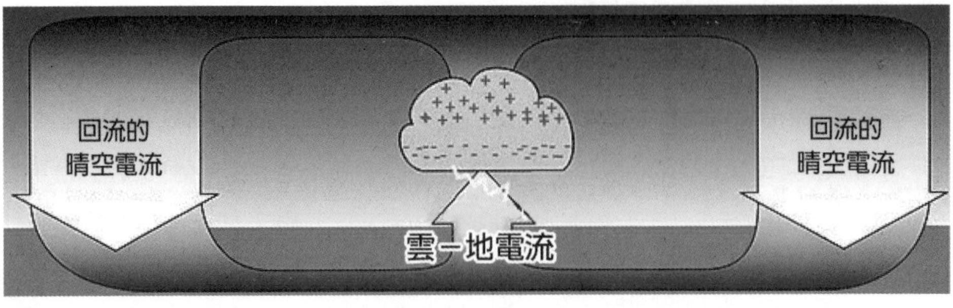

圖 1 全球電路。一道電流從閃電發生處上升（將電子注入地表），再回到地表其他地方。
圖片出處：NASA/MSFC（Dooling）

地球內部的負電荷

地球內部所有負電會讓地球產生電場，接近地表的地方尤其強烈。這股負電存在的形式就是大量源源不絕、不斷補充的游離電子。肉眼不可見的電子之海會受太陽與月亮的刺激而波動，也會受大氣活動與地球內部活動影響。

下面就是幾個電子活動的例子：

● **晝夜週期**：白天太陽會賦予地球表面的電子不少能量，加快它們振動。到了夜間這股能量散逸後，電子振動的速度就會減緩。

● **地電流**：地球的電子在中午陽光下獲得的能量最多，這種效應會使電子從太陽能量最高的區域往鄰近能量較低的區域流動，因而產生強烈電流。這種流動被稱爲「地電流」（telluric currents），會隨太陽在天頂的位置而有二十四小時的週期變化。地電流再加上區域性的電子振動所構成的地電環境（geoelectrical environment），就成了人體調節生理時鐘及內在生物節律的基準。

● **舒曼共振**：電子振動變快的例子之一，就是所謂的舒曼共振（Schumann resonance），這是一種充滿整個地球的天然電磁訊號，因閃電而產生。舒曼共振的主要頻率爲七・八赫茲，剛好與人類在冥想的平穩狀態下腦部所發出的 α 波頻率重疊。

以上並非地表與其內外所具備的唯一能量或能量場。另一種能量場就是人們所熟知的地球磁場，配合指南針就可以用來判定北方。地磁也是穩定、調節人體的一個重要能量，不過就這方面而言，地球的電子大概扮演了最重要的角色。而這也是想當然的，否則就不會有時差這種現象存在了。當一個人跨越多個時區，下了飛機以後，體內的晝夜週期若是未能與所在地的地磁場頻率同步，就無法消除或減輕時差現象。而要調節體內節律，就必須實際接觸地球表面，這就是接地。這個現象也是強而有力的證據，證明在穩定、調節人體的節律上，晝夜週期與地電流的影響比地球磁場大多了。

其他能量與能量場，還包括熱量（電磁場在紅外線頻段所發射的能量），以及由放射性同位素鐳及氡所發射的輻射能等（放射性同位素鐳及氡則是由地底的釷和鈾衰變產生）。

大地能量與一般電力的差異

地球的電場主要由源源不絕的直流電（ＤＣ）所形成，從古至今，這個星球上的生命都已將生理功能調節至能配合這個微妙的能量場。相反的，美國住家的電氣系統使用的，則是每秒交替六十個循環的交流電（ＡＣ），而使用循環五十次系統的國家也不在少數。對我們人類的生理而言，除非交替週期低至每秒四十次或以下，否則交流電都是一種未知的影響。目前已有學者在研究，交流電與其他人爲的電磁場是否可能導致各種與壓力相關的反應症狀。

當你接地時，體內的電環境發生了什麼事？

科學家已經一致決定，將地表的能量強度視爲電位等於零，而且這個標準全球通用。但這不表示地球表面沒有能量，因爲要是如此，豈不是說地球內部沒有電子嗎？相反的，所謂的「零電位」只是科學家們爲了方便所設定的測量基準，好讓所有電位高於地球表面的東西都有一個大於零的電位值。

當你的皮膚與地球表面（大地）接觸時，身體的電位會以名副其實的光速達到與地球電位相等。大地與你的身體一開始交換電流與能量的部位，會建立起電流通道，無論何時，在你身體與大地之間流動的電子量都非常少，卻是非常重要。

電子工程師羅傑·艾普懷特在一次實驗中證明，在一般房間內，接地可以將身體因六十赫茲交流電所產生的電壓降低七成，與極低的背景電壓相等（約等於電流噪音的程度）。除此之外，波蘭學者索凱爾父子也已測量出行動（包括起身及躺下）對身體表面與體內的電位、電流情況有何影響。他們的實驗發現，未接地者在做這些動作時，身體的電位波動極大，但接地卻能避免這種情況發生。研究結果顯示，接地可以爲身體創造出穩定的電環境，使其不致受到外在的五十赫茲電磁場或體內電流影響，人體的自然生物電功能也因此得以不受干擾。

電子如何在你體內移動？

不同於使用銅線傳導的一般電氣系統，人體的導電顯然不需要導線來進行傳導。我們這些接地研究者對電子如何進入人體，抵達體內各部位的速度又爲何比銅線傳導還快，也提出了一些理論。當中包括：

● **經脈理論**：人體內有一系列彼此相連的通道，可以讓能量在其中流動。每套通道稱爲經脈，各自有連接的器官。根據這套理論，當你的雙腳踩在大地上時，電子便由腳底的湧泉穴進入身體，再由腎經散布至其他經絡，進而抵達全身。

● **汗腺理論**：另一個可能讓電子進入人體的管道則是汗腺。人體上的汗腺特別集中在腳底、手掌及額頭等部位。每條汗腺都接收著來自數條神經纖維的訊息，這些神經纖維會結成一個或更多軸突，包圍住汗腺的分泌小管。跟汗腺小管交錯共存的還有微血管。

● **血液流動**：這個理論出現的原因是研究顯示，人體一接地，血管的電位幾乎馬上就降至與地表電位相等。更進一步的證據，則是紅血球表面電位（紅血球細胞表面所帶的負電）的上升。

● **生命矩陣**：生命矩陣是細胞內外由組織及絲狀構造組成的導電網絡，可以提供整個身體系統性的情報與能量連結。這個系統可能也是身體儲存「多餘」電子的地方。

● **自律神經系統**：這是神經系統的分系之一，掌管心跳、呼吸速度、消化、流汗、排尿，甚至是性興奮等功能。這個神經系統在身體各處都有分支。在自律神經系統內，最有可能用來傳遞電子的就是游離神經末梢。這些末特化的組織會終止於表皮、毛囊受器（圍繞毛囊的無被神經末梢），以及眞皮組織內的周邊神經分支處。後者包括朝皮膚表面伸展的較小分支（通常靠近汗腺或毛囊），以及位置在較深層的較大分支（通常與血管平行）。電子也有可能「跳上」神經元（神經細胞），最後抵達血管內，在那裡被血液中的尿酸或其他抗氧化物質運送至全身。如果電子能透過神經衝動，從自律神經系統被送至中央神經系統，就可以被轉送至全身任何部位，而且速度與神經衝動相同（約爲每秒十至一百公尺）。

電子的活性極強，不太可能在未附著於其他分子的狀態下自行移動。我們顯然還需要更多研究來弄清楚電子的通道，以及電子在人體內的變化。

電子在人體內的流動有多快？

即使在銅線中，電子的流動也算相當慢。電子一旦從腳底進入人體，就會開始往上方移動，像這樣流動的電子，可能得花上二十至三十分鐘才能到達你的胃部。

我們的研究顯示，腳部接地二十至三十分鐘後，某種程度的治療效果就會開始出現。舉例來說，你一開始可能會覺得膝蓋的疼痛減輕，再來是背部，然後是頸部。至於哪個部位會最先得到緩解，要視你接觸大地的身體部位而定。在局部疼痛部位使用接地貼片或接地墊，可以縮短接地生效所需要的時間，因爲電子必須通過的距離變短了。這就是我們對希望減輕局部疼痛或傷勢的人常做的建議。

現在讓我們以電壓九伏特的電池爲例，解釋電子移動速度的技術細節。如果我們在銅線上安裝電阻，把兩端連接至電池的正負二極，電流會從正極端開始流出，抵達負極。所謂的正電是指銅線本身所帶的電荷，所以正電不會移動，但是電子會移動。它們會離開負極，經過導線流入正極，而它們的行動則受到電阻限制。要是沒有電阻，電池內的所有電子都會在同一時間內流往正極，導致銅線熔毀，要是在這時碰到銅線是會被燙傷的。

由於所謂電流的定義是指正電的移動，很多人都以爲正電荷會從正極流往負極，但事實上，導致電流發生的是攜帶負電荷的電子從負極往正極的移動。這個誤解的起源，可以回溯至我們的老富蘭克林時代，當時用風箏做實驗的他並不了解電流的本質，還以爲是某種帶著正電的「液態電」流入了導線。

現在我們已經知道，無論何時，只要有電流通過導線，在流動的都是電子。電子在導線中的移動速度——專業術語稱爲漂移速度（drift velocity）——非常緩慢。以直徑一公釐、有三安培電流穩定通過的銅線爲例，裡面電子的漂移速度只有每秒〇．二四公釐（大約爲每秒百分之一英寸）。但是，電流流動的速度卻非常快。

要解釋移動緩慢的電子爲何能產生流動極快的電流，我們可以用接地的人當例子。在這個例子中，人體同時扮演了銅線與電阻的角色（因爲人體的導電性不如銅，所以電子從地表流入時會碰到一些阻力）。地球扮演著電池負極的角色，而正極則是大氣中帶正電的粒子（即正離子）。與大地的連結一旦建立，身體就會立即得到與大氣正離子隔絕的保護，保護發生的速度幾乎等於光速，也就是每秒十八．六萬英里。這意味著流經人體的電流，幾乎馬上就中和了接觸人體的正離子。剛剛已經提過，就算在銅線這樣優良的導電體中，電子移動的速度也非常緩慢，那麼電流的速度爲什麼會這麼快呢？我們可以用珠子在吸管中的移動來比喻說明。

在圖2中，一根吸管裡面塞滿了珠子，管徑狹窄的吸管，直徑只容得下珠子排成一行。如果從左邊推入一顆珠子，另一邊就會在幾乎同一時間掉一顆珠子出來。剛進入的珠子其實只移動了相當於其直徑的距離，雖然它只是吸管中左邊最後一顆珠子，但是整串珠子改變位置的速度卻非常快。右邊最後一顆珠子幾乎在它進入的同一時間，就馬上掉出去了。吸管內每顆珠子都只移動了一顆珠子直徑的距離，但整串珠子卻全都即時向前移動，而且跟新珠子的出現幾乎同時發生。

原則上，吸管的長度不是問題，就算管子有幾英里長，電子也可以用這種方式流動。而且電線即使垂直擺放也不受影響，因爲電子就像圖中的珠子一樣質量極小，所以它們的電場力量比電子本身所受的重力強得多，就算電線有數英里長，也可以輕易將電子往上推。這個「窄管串珠」的比喻，也可以讓我們更理解電子在導電體中是如何移動的。電子全都帶負電，所以會彼此排斥（請記住，同極會相斥，異極則相吸）。因爲電子彼此排斥，所以當單一電子往前移動時，會把所有在前面的電子都往前推，就像最左邊的珠子會將吸管內的所有珠子都往前擠一樣。這就是用導線接起電池兩端時所發生的事。電子在電線中移動緩慢，在人體中也一樣。但是所有電子一起移動時，卻能產生速度極快的電流，原因就是「窄管串珠」效應。人體之所以能馬上受到接地保護，是因爲快速出現的電流即時

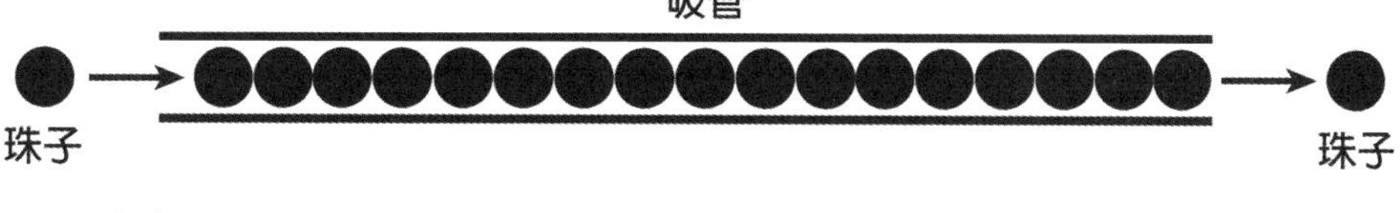

圖2「窄管串珠」效應。每顆新進入吸管內的珠子，移動距離都很短，但是另一端的珠子卻馬上就被擠了出去。

抵銷了低頻電磁場與大氣中正離子的影響。

至於電子緩慢的漂移速度，則可用來解釋幾個我們在接地時觀察到的現象：

1. 一個人開始接地之後，要過二十到三十分鐘後，療效才會開始出現。
2. 當人們站著或坐著接觸大地，或將接地貼片貼上腳底時，常常會有微麻感，而且會覺得身體變暖和。這種感覺會從腳底開始，然後逐漸往上蔓延至腳脛與小腿肚，大約二十分鐘後抵達大腿，最後會抵達頭部。
3. 接地會加速傷口癒合。接地後傷口的恢復會比未接地時快，若是將接地貼片直接放在患處，效果更是迅速。
4. 接地會減輕發炎。舉例來說，雙腳接觸大地可以減輕手肘的發炎。但若將接地貼片直接貼上患處，消炎的效果會快上許多。

尖端的保健醫療理論

身爲鑽研電生理學以及身體如何製造並使用電能的研究者，我覺得很驚訝的是人類居然直到現在，也就是二十一世紀初，才開始以科學方法研究接地的好處。

然而，直接接觸我們賴以生存的帶電星球，對健康有何好處，目前還是有很多人不知道。我從進行過的研究中得到不少啓示，它們全都指向與地球連結會有多麼棒的結果。對我來說，接地就像是打開了身體的某個開關，體內運作因此變得更有活力、更旺盛。

當然到目前爲止，我們的研究量還不足，但是結果已經強力地指向接地能讓生理變得更強壯、更正面，而且改變來得極快，也許有一天，接地會讓我們改寫所謂的正常標準。我們還有許多事要學，但接地對這個星球上的人而言，絕對會是重大的醫療保健貢獻。

接地研究所

網址 www.earthinginstitute.net

有關接地的最新發展和研究，還有日益增加的相關文章、影片及來自全球的使用者心得，歡迎造訪我們的官方網站進一步了解。你也可以在上面找到有關接地的常見問題與解答，可幫你釋疑。

【附錄2】

警告：接地與用藥

大部分的醫生都沒聽過接地，要不就是不知道接地對生理有多大的影響。因此你若是打算將接地納入每日行程，又有固定求診的醫生，請務必在開始接地前先跟你的醫生討論。接地可能改變你的健康狀態及醫療檢驗結果，讓你必須調整用藥量。醫生做任何考量的出發點都是病患的最佳利益，所以我們要慎重地建議讀者，一定要遵守醫生的所有指示。醫生可能會因爲不熟悉接地而說不，也可能同意你接地，但前提是你必須特別留意用藥，且隨時回報任何異常狀況。

在進行接地期間，用藥必須非常小心，尤其是下列幾種狀況時：

● **服用抗凝血劑時：**接地有抗凝血效果，可能會與你原本服用的抗凝血劑作用相乘，導致血液過度稀薄。所以你必須非常留意自己的血液狀況，最重要的是一定要先跟醫生討論過。

史帝夫．辛納屈醫師提出以下觀點：「多年前，當我還在康乃狄克州當執業心臟科醫師時，我發現每到冬天病患到佛羅里達州避寒，回來後我總得降低給他們開的抗凝血劑可邁丁的劑量，因爲他們的凝血能力不一樣了。當時我還以爲這是從溫暖地方回到寒冷地區的結果，但是我錯了。當時的我對接地一無所知。現在我知道，病患狀況變化的原因，是他們在溫暖的佛羅里達州時每天都會打赤腳好幾個小時，不是在海裡就是在水泥池中游泳，他們其實是接地了！因此在過程中，他們的抗凝血能力也自然得到了改善。」

- **服用血糖控制藥物時**：接地可能改善血糖控制。如果你正在服用相關藥物的話，請記錄你的血糖數值，並和你的醫生討論一下，看看是否需要減少藥量。
- **服用甲狀腺藥物時**：接地會影響甲狀腺功能，所以你若是同時服用相關藥物，可能會出現過度用藥症狀，請和你的醫生討論解決。
- **服用抗發炎藥時**：接地會減輕身體的發炎症狀。如果你正在服用抗發炎藥，請和醫生一起監控藥量。
- **服用多種藥物時**：很多人會同時服用多種藥物，在這種情況下，我們強烈建議不要在未經醫生同意前開始接地。因爲接地後可能會出現用藥過量症狀，而引發症狀的可能是單種或多種藥物，你無法確定是哪一種。如果病患只服用一種，或頂多兩種藥物，那麼用藥過量的問題就比較好解決，只需和醫生討論後減少藥量即可。但病患若是同時服用多種藥物，情況就複雜多了。不同藥物會彼此交互作用，可能會產生多種不同的藥效，所以你如果正在服用多種藥物，務必在接地前找醫生討論。

自我監控

如果你正在服藥治療任何重大疾病的話，請先和你的醫師討論是否要接地。一旦決定要嘗試接地，就先從較短的接地時間開始，可以先到公園或家裡後院散步半小時或一小時試試。

慢慢增加接地時數，留心自己的狀況，包括身體的感覺及生理變化。特別注意是否有用藥過度的症狀，並且要讓你的醫生掌握所有狀況。不管你是在戶外光著腳接地，或是使用室內裝置來接地，我們都希望你能有最棒、最安全的體驗。請記住，在室內使用床單、墊子、手環、貼片等接地設備，跟你在戶外打赤腳接地的效果是一樣的。

【附錄3】

倡導自然養生，他們都是接地文化的先驅

直到最近，接地對人類生理的影響才開始被記載下來，但各個民族早就已經了解與大地接觸的重要性，並理解成與地球的連結或是與大地靈魂達到和諧的一種方法。但我們不清楚的是：對於這種連結的治療效果，過去的人類到底知道了多少？他們在治療或預防保健上，又對接地的理解發揮到什麼程度？

要找到明確的參考資料很困難，尤其是過去人類基本上都打赤腳，或是使用可導電的動物毛皮作爲鞋子或床褥材料。要知道，當人體排汗時，所產生的溼氣會形成滲入皮革的導電通道，所以像皮革這樣的天然材質，不管是拿來做鞋子或當墊被，都可以讓地球的電子從中通過，傳入人體。因此儘管未必詳知箇中機制，但歷史上大部分的文明都持續沐浴在地球的表面電流中。

像這樣在日常生活中保持與大地連結，就足以讓過去的人類遠離慢性疾病與多種常見的現代病，得到我們如今已知和接地有關的種種保健效果。過去的文明不太可能知道與大地隔絕會有什麼後果，因爲除了在木造高樓上起居外，他們沒有多少絕緣的環境，而石頭地面或泥地是導電的。如果你知道史上任何明確利用接地來促進保健的例子，或甚至知道任何這樣做的現代民族，請來信 info@earthinginstitute.net 與我們連絡。在此同時，也希望你會覺得下列有關過去人類赤腳接地的記載讀起來很有趣。

阿富汗的赤腳戰士

前世界衛生組織官員法祖拉・卡卡爾（Faizullah Kakar）博士跟我們分享了以下的一段軼史：阿富汗坎達哈地區（Kandahar）某個戰士集團，他們的戰鬥活動都是打赤腳進行的。

據卡卡爾博士所述，這段歷史可以回溯至十八世紀初，當時強悍的阿富汗叛軍雖然人數不及對手，卻屢次擊退來自鄰國的強大占領軍，建立了獨立的國家。

「歷史學家通常只注意那些領袖人物，卻對眞正作戰的士兵漠不關心。」卡卡爾博士表示。「尤其遭到忽視的，是讓一支軍隊如何獲勝的生理與心理因素。那些人在三百多年前解放了坎達哈，後來建立今日的阿富汗，究竟他們是些什麼人呢？」

他們被稱爲「赤腳軍隊」，因驍勇善戰而爲人所知。外來統治者與入侵軍隊對他們的不公激怒了他們，迫使他們爲自由奮戰，而其領袖對召募新兵設下了嚴格的標準。自願加入的新人必須通過忠誠、韌性、戰鬥技巧等測試，而體能上的要求之一，就是能在夏天火燙的岩石上與冬天刺骨的冰雪中赤腳作戰。

「我很想知道，赤腳這種做法對他們的耐力及抗力是否有幫助？」卡卡爾博士的疑惑是個好問題。在過去，戰士們的確赤腳或穿著能導電的皮革鞋子進行訓練，而且還睡在地上。這種做法對他們的精力、耐力，以及從傷勢中痊癒的能力有何幫助呢？我們只能猜想這些問題的答案。

現在，我們已經知道接地可以改善循環、體力及促進恢復。克林特・歐伯曾經說過：「赤腳在水泥地或戶外時，我可以工作得更久，而且體力更好。但只要一穿上鞋子，我就撐不久了。」這種大地能量是我們演化的基礎。肯亞和衣索比亞的赤腳跑者，還有住在墨西哥西北部、以赤腳長跑著稱的塔拉烏馬拉人（Tarahumara），都是非常好的例子。

據卡卡爾博士說，今天阿富汗坎達哈地區的「赤腳族」名聲仍然響噹噹，因爲他們是國內健康狀況最好的一群人，而且也是著名的優秀摔角手。他們今天仍然保持赤腳行走及工作的傳統。另外，卡卡爾博士也補充道：「阿富汗還有超過兩百萬名游牧民族，每到春天新草長出，他們就會脫下鞋子，在潮溼的青草上行走。根據傳承許多世紀的傳統，這樣做對眼睛有好處。在阿富汗東北部，尤其是巴爾赫省（Balkh），還有個叫做『派庫比』（pai-kubee）的習俗，是指在早春時節打赤腳踩踏潮溼的草地，據說這樣做有益健康。」

大地是活力泉源

> 不論是何種情況，對付何種疾病，人類只要能眞正回歸自然，就能從病痛中恢復健康，重拾快樂。今天的人類必須在生活中努力追求自然，再次聆聽自然的聲音，從一開始就選擇自然獻至他們眼前的食物，而且重新建立與陽光、空氣、水、大地等事物的連結，因爲它們都是自然專爲人類設計的禮物。
>
> ——艾道夫・賈斯特（Adolf Just）

十九世紀晚期，德國出現了一股追求自然健康的風潮，引領潮流的代表人物之一就是艾道夫・賈斯特（1859-1936）。他是自然療法的先鋒及實踐者之一，還在哈爾茲山脈（Harz Mountains）創建了一間著名的療養院（今天仍在營運中）。據說他的理論還影響了甘地。

賈斯特的療養方式包括素食、敷泥漿、穿著特殊的「透氣衣」、避免菸酒，以及強調赤腳走路與直接睡在地上。他的理論在國際間大受矚目，也啓發了美國與其他地區的自然療法運動。在他的著作《回歸自然》（*Return to Nature! The True Natural Method of Healing and Living*）一書中，賈斯特特別針對他所說的「大地之力」著墨了一番。「只要人類不穿鞋或衣服，」他寫道：「就可以在活動或休憩時持續接觸大地。所以這種與大地的密切連結正是大自然的本意。而且這樣做，還合乎自然不可違逆的神聖法則，凡是違反這種法則的人都會遭到嚴厲的懲戒。」

賈斯特後來越來越相信赤腳接觸大地的「偉大療效」。「就某方面而言，人類的雙腳就像植物的根。人類透過雙腳，從大地吸取了生命的能源與力量。」

賈斯特的靈感得自一位巴伐利亞的鄉間神父，名叫瑟巴斯堤安・克奈浦（**Sebastian Kneipp**），是相當知名的治病專家。克奈浦神父在一八九三年出版了《我的水治療》（*My Water Cure*）一書，書中記載了多種用水來治病的方法。他還詳述了赤腳走路的好處，並稱之爲「提振健康最簡單、也最天然的方法」。

於是，賈斯特產生了以下的疑問：「難道我們不能將赤腳的原則應用在更多地方嗎？」這個想法促使他建議病人蓋上被子睡在地上。「這樣做，可以讓他們在睡眠中更接近大地。」賈斯特寫道。「這種做法馬上受到肯定，睡眠變得更舒適，也更能回復體力。結果不久後病人開始連襯衣也不穿，直接就在草地上裸睡。他們興沖沖地宣布，大地在晚間睡眠中給身體帶來了極大的好處。」他們常常表示在治療疾病的過程中，要是把夜裡睡在地上當成例行功課，不但有助於所有疾病的恢復，更可以減輕那個時代常見的嚴重神經問題。大地在夜裡，作用在人體身上的力量確有其事，而且非常神奇。

睡在地上時，人體原本慵懶的狀態會受到刺激，展現出新的活力，因此可以有效地除去腸道內堆積的宿便與不淨物質，感受到新的健康與生命力，還有過去不曾想像過的活力與力量。而不管是因爲人體在夜間（尤其是睡覺時）靜止不動，或是因爲大地的力量在夜裡比在白天更強，總之夜間在地上睡覺的療效比起赤腳走路更爲明顯。

據賈斯特觀察，剛開始在地上睡覺的頭幾晚可能會睡不好，但是「在那之後，就算是長期嚴重失眠的病人，也能得到長時間且極能提振精神與體力的睡眠。但大部分的人都會開始越睡越少……只是隔天他們仍舊精神奕奕，比之前更強壯」。通常過了幾個晚上後，他的病人「就會迷上在地上過夜，而且堅持拒絕在身子底下鋪上任何東西」。

> 在下雨的夜裡，我常常希望病人能進小屋裡去睡，免得被子溼掉。但是我得花上不少力氣，才能勸病人離開地上。不久之後，病人就不會再覺得睡地上有什麼辛苦，我們也不再擔心他們晚上在被子底下裸睡會太冷。他們通常只會覺得地上涼涼的很舒服。

對剛開始嘗試的人，賈斯特建議他們最好只在溫暖的夏夜或溫度適合的春天與秋天夜裡，在地上蓋被子裸睡。

爲了讓花錢住療養院的人舒服一點，賈斯特還特地在四到八寸深的沙層鋪出天然的戶外睡覺地點，沙子上面可以另外鋪上麻布或床單，而且不會減弱「大地之力」。

賈斯特對現代床鋪相當反感。「只要人類繼續拒絕睡在仁慈大自然爲我們準備的床上，」他寫道：「遠離自然賜予我們，令我們享受更美好生活的神奇力量，現代床鋪所帶來的不良影響就會如影隨形。」在對病人提倡在地上睡覺的好處時，賈斯特常常會拿野生動物當例子。

兔子和鹿搭造巢穴時，一定會小心翼翼地清掉所有葉子、木片等雜物。狐狸和獾雖然會拖一大堆東西回巢裡，卻總是把睡覺處保持得乾乾淨淨，而且一定是在地面上。牠們之所以這麼做，顯然是因爲想更直接接觸大地，好讓大地之力發揮最大的效果。動物不會把草、樹葉、木頭之類的東西堆起來當作床，而鳥類之所以這麼做，也只是爲了做出在孵蛋時溫暖的巢穴而已。

事實明擺在眼前。森林裡的動物總是會移開所有木頭與樹葉，甚至連雪都不留，只爲了清出一塊光溜溜的地面躺下休息。我曾經見過一隻別人家養的公豬，牠在生病後被放出豬圈。我建議那户人家別去管那頭豬，讓牠愛做什麼就做什麼。結果豬進了菜園，在種甘藍菜的菜圃上給自己挖了個淺坑，靜靜地躺在裡面。幾天後，牠自己回到豬圈，而且完全痊癒了！

賈斯特知道人們一時很難認同他提倡的觀點，但是他呼籲大家至少要做到赤腳外出，「除了冬天特別冷的幾個禮拜外……這種做法不是什麼負擔或折磨，反而是最高的享受。赤腳走路不是苦行的做法，而是讓生活更有樂趣的方法。因爲人類一旦能夠打赤腳，獲得自然賜予我們的健康與眞正快樂，那就是大地之母重獲我們這些愛子的時刻。」

接地越少，健康越是糟糕

喬治・史塔爾・懷特（George Starr White, 1866–1956）是地位崇高且著作豐富的醫師。他吸引了眾多人的注意與批評，因爲他大力推廣自然療法，而且批評僵化的醫界時經常直言不諱。在諸多著作與演講中，他推廣的觀念之一就是利用大地的能量來治病助眠。他常常建議有睡眠障礙的患者在床上爲自己接地，方法是將裸露的銅線放在床單底下，再將銅線一端接至或銲上戶外的接地棒、水管或瓦斯管，或是蒸氣暖爐上。

在一九四〇年的著作《土地與人類的宇宙電文化》（*Cosmo-Electro Culture for Land and Man*）中，懷特主張人類接地越少，健康就越糟糕。懷特所指的接地，泛指以任何方法與大地連結。他表示數十年來的觀察告訴他：「用自然方式生活的動物與人類，總是透過直接或間接方式與大地相連。所謂的文明試圖讓人類與部分動物過上與大地隔絕的生活，但後果卻毫不例外，一律非常糟糕。」

赤腳生活的哈札比人

愛荷華州的心理治療師兼人類學家傑羅・布蘭卡德（Geral Blanchard）是《遠古之道》（*Ancient Ways*）這本書的作者，書中闡述的是世界各地原住民的治療傳統。布蘭卡德研究了許多原住民，與他們共同生活，其中包括了非洲的布希曼人（Bushmen），他希望與我們分享下列的訊息：

大部分的布希曼族都已融入非洲的大熔爐文化，只剩數千人仍然像數萬年來一樣，過著立足於大地之上，打獵並獲得治癒的生活。這些人當中包括坦尚尼亞西北部的哈札比人（Hadzabe），我到他們那裡拜訪過幾次。就我在旅行研究途中所見，他們是跟大地關係最密切的一群人，簡直就是接地的最佳代言人。

哈札比人整天都在大地上行走坐臥。他們是採集狩獵民族，地球上僅存極少數的族群以此維生。他們有時會睡在部分遮蔽的茅屋裡，但大多數時候，他們與大地之間只有一張用植物編成的毯子或黑斑羚皮。在白天狩獵空檔時，哈札比人會一起席地而坐，談天休息。

跟其他布希曼族一樣，瀕臨滅亡的哈札比人有時會穿涼鞋，材料可能是採集時撿到的廢棄摩托車輪胎，也可能是獸皮或傳教士送的塑膠涼鞋。但很多時候他們都把涼鞋丟在地上，赤腳行走，大人小孩都一樣。

哈札比人可說是完全保持著與大地的連結。他們會避開較開化的地區，也不肯進入上方有鋼鐵蓋住的建築，因爲他們相信這種建築物跟大地沒有連結，所以有害健康。事實上，大部分的哈札比人都不肯讓孩子念政府提供的學校，因爲學生得待在有金屬屋頂的封閉建築物內。

對哈札比人所做的官方統計顯示，他們的健康優於大部分居住在鄉間的非洲人。這些非洲人以農業或放牧爲生，但他們跟哈札比人的不同之處，在於他們可以取得西式醫療。簡單說來，哈札比人幾乎不接受正規醫療，因爲他們根本不生病。有趣的是，他們的文化中沒有巫醫，因爲每個人都有足夠的自然療法知識，可以說是會走路的藥草字典，照顧自己綽綽有餘。每個哈札比人都對人生各個層面胸有成竹，甚至可以擔任自己的醫生。他們的飲食不會造成那些跟過胖有關的疾病，他們也跟那些疾病絕緣。

研究顯示他們的視力、聽力、牙齒狀況都非常好，似乎也不會得癌症。女性的更年期症狀極少，也沒聽她們提過臉潮紅之類的問題。哈札比女性的經期比西方人短，大概只有三天，而且血流量也沒那麼大。女性直到七十幾歲都還身強力壯，幾乎沒有不孕毛病。相較於其他過著室內生活的鄰近族群，哈札比人的性病比率也相當低。受傷與死亡的主因爲意外，包括割傷、摔倒、遭動物傷害等。

至於南部的布希曼人，也就是住在喀拉哈里沙漠的昆族（Kung）、山恩族（San）、胡荷安西族（Ju'hoansi）等，則有所謂的幻境舞蹈（trance dances）傳統。據說他們是利用「那姆力」（num）這種「滾燙能量」治病的專家。那姆力是指大地的能量，被認爲是能夠幫助人類跨越時間壁壘，與祖先對話的靈性力量。一開始，徹夜舞蹈的舞者會從赤腳開始，感受到那姆力出現。然後這股力量會逐漸往上蔓延至全身，最後抵達頭部。你可以看到舞者的腳在發抖，最後甚至整個身子發抖抽搐。

這股能量主要棲息在胃部深處與脊椎底部，據說還能溫暖肝臟與脾臟。當能量抵達大腦時，舞者的意識會出現變化，這個階段稱爲「奇亞」（kia）。爲了讓那姆力升起，舞者的呼吸必須短淺急促，當你充滿那姆力後，其他人會想觸摸你，因爲據說這種健康能量會傳染，只是所傳染的東西與疾病恰恰相反。舞者用揮舞的雙手彼此接觸，分享治療的觸碰。在奇亞階段中，當大地能量充滿了個人與群體時，可能會發生神奇的生理變化，像是舞者可以碰觸火焰，在火堆上行走，像X光儀一樣看出別人體內的狀況，或是得到極佳的遠程視力。

傑羅．布蘭卡德說：「不同於許多把人體分成不同器官的西方醫生及科學家，布希曼族以那姆力的經驗爲基礎，將治療視爲一個整體的過程。透過儀式，他們不但能治好偶然染上的小病，更重要的是能夠加強彼此的連結。哈札比人身爲地球上最古老的民族，仍然保有遠古的力量，而且時時連接大地進行重生及再造。像我這樣的考古學家中，很多都見過原住民從自然中汲取各種神奇的力量，相較之下，現代人利用這股療癒能量的能力反倒像是萎縮了。」

【附錄4】

接地的生物學研究

人體接地降低血液黏性之研究：心血管疾病的重大因子

Chevalier G, Sinatra ST, Oschman JL, et al.“Earthing (grounding) the human body reduces blood viscosity: A major factor in cardiovascular disease.”*Journal of Alternative and Complementary Medicine* 2013; 19(2): 102–110; published online at: http://online.liebertpub.com/doi/pdplus/10.1089/acm.2011.0820.

結論：接地可使紅血球細胞的表面電荷增加，從而減少血液黏度與凝集作用。接地似乎爲對治心血管疾病風險因子，避免心血管疾病發作之最簡單也最重大的介入手段。

腳踏車運動及復元期間接地與非接地的血液尿素及肌酸酐含量的差別研究

Sokal P, Jastrzebski Z, Jaskulska E, et al.“Differences in blood urea and creatinine concentrations in earthed and unearthed subjects during cycling exercise and recovery.”*Evidence-Based Complementary and Alternative Medicine* 2013; published online at: http://www.hindawi.com/journals/ecam/2013/382643.

本研究目的爲測量騎腳踏車時接地受試者，以了解其選定生化數値的變化。結論：運動中接地可降低血液尿素濃度，可能抑制肝臟的蛋白質異化代謝，或增加腎臟尿素分泌。

接地：人體重新連結大地電子的保健意義研究

Chevalier G, Sinatra ST, Oschman JL, et al.“Earthing: Health implications of reconnecting the human body to the Earth's surface electrons.”*Journal of Environmental and Public Health* 2012; published online at: www.hindawi.com/journals/jeph/2012/291541.

現代生活方式使人類與此種接觸隔絕，本研究認爲此種隔絕可能爲導致生理異常與健康不佳的重大原因。目前已發現重新連結大地電子可以引發値得探索的生理變化，促進受試者主觀回報的幸福感。

人體接地對電生理作用的影響

Sokal K, Sokal P.“Earthing the human organism influences bioelectrical processes.”*Journal of Alternative and Complementary Medicine* 2012; 18(3): 229–234; published online at: http://online.liebertpub.com/doi/abs/10.1089/acm.2010.0683.

實驗方法：讓受試者處於法拉第籠中，再以靜電計測量受試者於接地與未接地時舌頭、牙齒、指甲、靜脈血的電位。結論：研究結果指向利用地球的大量電子，消除起身躺下時與人體電環境的電位變化，可能對調節人體生物電與生物能量能發揮關鍵作用。

接地所扮演的神經調節角色探討

Sokal P, Sokal K.“The neuromodulative role of Earthing.”*Medical Hypotheses* 2011; 77(5): 824–826; published online at www.medical-hypotheses.com/article/ S0306-9877(11)00364-1/abstract.

讓人體直接或利用導線接觸大地，不但會改變體表電位，影響還會及於體內，使人體電環境的電位出現變化。接地時人體的電位會與地球電位相等，實際數值則視地點、時間、大氣狀態、地球表面溼氣等因素而定。接地會改變人體電環境的負電荷強度，影響生理作用。

情緒壓力、心跳變異、接地與自體神經功能：臨床應用之探討

Chevalier G, Sinatra ST.“Emotional stress, heart rate variability, grounding, and improved autonomic tone: Clinical applications.”*Integrative Medicine: A Clinician's Journal* 2011; 10(3): 16–21; published online at http://74.63.154.231/here/wp- content/uploads/2013/06/Chevalier-Sinatra-HRV-Paper-2011.pdf.

在本研究的二十七名最後受試者中，接地受試者的心跳變異性改善幅度大於簡單休息所能得到的效果。由於心跳變異性改善對心血管狀態有極大的正面影響，我們建議將接地這一簡單技術納入促進心血管功能的整體對策。

接地對人體生理變化影響之探討

Sokal K, Sokal P.“Earthing the human body influences physiologic processes.”*Journal of Alternative and Complementary Medicine* 2011; 17(4): 301–308; published online at http://74.63.154.231/here/wpcontent/uploads/2013/06/Sokal_Sokal_

earthing_influence_physiology-2010.pdf.

本研究設計目標爲解答下列問題：讓人體透過銅製導線與大地相連是否能改變生理作用？實驗結果：爲絕緣人體在夜間睡眠接地後發現，血清中鐵離子、鈣離子、無機磷濃度降低，腎臟所分泌的鈣與磷也減少了。夜間睡眠時接地，可以減少游離三碘甲腺胺酸，增加游離甲狀腺素及刺激甲狀腺之荷爾蒙。持續接地，亦減少了糖尿病患者的血糖濃度。

接地對延遲性肌肉痠痛影響之研究

Brown D, Chevalier G, Hill M.“Pilot study on the effect of grounding on delayed onset muscle soreness.”*Journal of Alternative and Complementary Medicine* 2010; 16(3): 265–273; published online at http://74.63.154.231/here/wpcontent/uploads/2013/ 06/ Brown_Chevalier_Hill_earthing_delayed_muscle_2010.pdf.

在此研究中，讓人體接地改變了免疫系統活動的測量數值與疼痛程度。由於此研究首度指出可以從延遲性肌肉痠痛加快恢復的可能手段，因此值得擴大規模進行進一步研究。

人類受試者接地四十分鐘期間與過後的心跳速度、呼吸速度、血含氧量、膚電反應之變異研究

Chevalier G.“Changes in pulse rate, respiratory rate, blood oxygenation, perfusion index, skin conductance and their variability induced during and after grounding human subjects for forty minutes.”*Journal of Alternative and Complementary Medicine* 2010; 16(1): 81–87; published online at http://74.63.154.231/here/wpcontent/ uploads/2013/06/Chevalier_earthing_pulse_rate-2010.pdf.

本研究的目的爲利用改良過的實驗方式與最先端設備，重現並擴展先前測量過的數據，探討接地後即時產生的電生理與生理變化。結論：本次實驗結果證明，接地對人體的影響值得進一步探究。接地很可能成爲放鬆身心、維護健康及預防疾病的重要方法。

接地對人體生理變化影響之探討 II：膚電測量結果

Chevalier G, Mori K.“The effect of earthing on human physiology (part II): Electrodermal measurements.”*Subtle Energy*

and Energy Medicine 2007; 18(3): 11–34; published online at http://journals.sfu.ca/seemj/index.php/seemj/article/view/9/7.
斷絕與大地的連結是否會影響人體的生理?本雙盲實驗藉由測量人體數項電生理數據，來探討這個問題。受試者在進行二十八分鐘的基準測量後，被分配至接地的實驗組。接地方法是在受試者腳底貼上接地貼片，連接至導線後再接至插入戶外地表的金屬接地棒。結論：本次研究發現與我們先前的結果相符，並可得出受試者在接地後的確感受到壓力減輕，且自律神經系統功能趨於正常的結論。

接地對人體生理之影響

Chevalier G, Mori K, Oschman, JL.“The effect of Earthing (grounding) on human physiology.”*European Biology and Bioelectromagnetics,* January 31, 2006; 600–621; published online at http://74.63.154.231/here/wp-content/uploads/2013/06/The-effect-of-earthing-on-human-physiology-Part-1-2006.pdf.
本研究召集五十八名成年受試者（其中三十人爲控制組）進行雙盲實驗。接地方式是將導電黏性貼片貼至雙腳腳底，再用導線連至戶外打入地面的接地棒。測試結果，接地似乎可以大幅影響人類腦部及肌肉的電生理狀態、血流脈衝值，以及電生理記錄的雜訊值與穩定性。總之，腦電圖、肌電圖、血流脈衝值的變化顯示受試者在接地後整體壓力狀況減輕，自體平衡亦出現了改變。

由皮質醇濃度探討接地對睡眠中人體的影響及主觀回報之睡眠、疼痛、壓力變化

Ghaly M, Teplitz D.“The biologic effects of grounding the human body during sleep as measured by cortisol levels and subjective reporting of sleep, pain, and stress. *Journal of Alternative and Complementary Medicine* 2004; 10(5): 767–776; published online at http://74.63.154.231/here/wpcontent/uploads/2013/06/Ghaly_Teplitz_cortisol_study_2004.pdf.
本實驗假設接地可使人體對睡眠、疼痛、壓力（焦慮、憂鬱、易怒）的感受出現變化，測量方式爲主觀陳述。方式是讓受試者使用導電床墊，受試期間每隔四小時測試唾液一次，以建立其皮質醇在晝夜週期內的分泌模式。結論：研究結果顯示在睡眠中爲人體接地，可以減低皮質醇的夜間分泌量，使荷爾蒙分泌重新趨近於自然的二十四小時晝夜週期。

參考書目

第 2 章

Franceschi C, Bonafe M, Valensin S, et al. "Inflamm-aging: an evolutionary perspective on immunosenescence." *Annals New York Academy of Sciences* 2006; 908: 244–254.

Gorman C, and Park A. "The fires within." *Time* Feb 23, 2004; 38–46.

Meggs W. *The Inflammation Cure.* New York: McGraw-Hill, 2004.

Oschman JL. "Our place in Nature: reconnecting with the Earth for better sleep." *Journal of Alternative and Complementary Medicine* 2003; 10(5): 735–36.

Suckling EE. *The Living Battery—An Introduction to Bioelectricity.* New York: Macmillan, 1964.

第 3 章

Bach JF. "Why is the incidence of autoimmune diseases increasing in the modern world?" *Endocrine Abstracts* 2008; 16(S3): 1.

Bower B. "Slumber's unexplored landscape." *Science News Online* Sept 25, 1999.

Gish OH. "The natural electric currents in the Earth. *Scientific Monthly* 1936; 43(1): 47–57.

2010 年國際發炎網摘要報導 "Risk factors, pathways and early preventive strategies targeting inflammation as a common antecedent of NCDs"; http://wun.ac.uk/sites/default/files/in-flame_ workshop_report_may_2012.pdf.

Max Planck Institutes. 研究摘錄自 *Energy Medicine: The Scientific Basis* by James L. Oschman (Churchill Livingstone, 2000): 101.

Stein R. "Is modern life ravaging our immune systems?" *Washington Post* Mar 4, 2008.

Tavera M. "The sacred mission"(translated by George Verdon). *ESD Journal* 2008; www.esdjournal.com/articles/sacredmission.htm.

Williams ER and Heckman SJ. "The local diurnal variation of cloud electrification and the global diurnal variation of negative charge on the earth." *Journal of Geophysical Research* 1993; 98: 5221–5234.

第 5 章

Cho HJ, Lavretsky H, Olmstead R, et al. "Sleep disturbance and depression recurrence in community-dwelling older adults: a prospective study." *American Journal of Psychiatry* 2008; 165(12): 1543–1550.

Ghaly M. and Teplitz D. "The biologic effects of grounding the human body during sleep as measured by cortisol levels and subjective reporting of sleep, pain and stress." *Journal of Alternative and Complementary Medicine* 2004; 10(5): 767–776.

Irwin MR, Wang M, Ribeiro D, et al. "Sleep loss activates cellular inflammatory signaling." *Biological Psychiatry* 2008; 64(6): 538–540.

Ober AC. "Grounding the human body to earth reduces chronic inflammation and related chronic pain." *ESD Journal* Jul 2003; www.esdjournal.com/articles/cober/ earth.htm.

Ober AC. "Grounding the human body to neutralize bio-electrical stress from static electricity and EMFs." *ESD Journal* Jan 2000; www.esdjournal.com/articles/cober/ ground.htm.

Simpson N and Dinges DF. "Sleep and inflammation." *Nutrition Review* 2007; 65(12, part II): S244–52.

第 7 章

Amalu W. "A pilot study test of grounding the human body to reduce inflammation." Unpublished data.

Omoigui S. "The origin of all pain is inflammation and the inflammatory response: a unifying law of pain." *Medical Hypotheses* 2007; 69: 70–82.

Oschman JL. "Charge transfer in the living matrix." *Journal of Bodywork and Movement Therapies* 2009; 13: 215–28.

Pischinger A. *Extracellular Matrix and Ground Regulation: Basis for a Holistic Biological Medicine.* Berkeley, CA: North Atlantic Books, 2007 (revised and updated English translation of *Das System der Grundregulation: Grundlagen für eine ganzheitsbiologische Theorie der Medizin,* originally published by K.F. Haug, Heidelberg, 1975).

Ridker PM, et al. "Inflammation, aspirin, and the risk of cardiovascular-disease in apparently healthy men." *New England Journal of Medicine* 1997; 336(14): 973–979.

Ridker PM, et al. "C-reactive protein and other markers of inflammation in the prediction of cardiovascular disease in women." *New England Journal of Medicine* 2000; 342(12): 836–843.

Salvioli S, et al. "Inflamm-aging, cytokines and aging: state of the art, new hypotheses on the role of mitochondria and new perspectives from systems biology." *Current Pharmaceutical Design* 2006; 12(24): 3161–3171.

第 8 章

Applewhite R. "The effectiveness of a conductive patch and a conductive bed pad in reducing induced human body voltage via the application of earth ground." *European Biology and Bioelectromagnetics* 2005; 1: 23–40.

Brown D, Chevalier G, Hill M. "Pilot study on the effect of grounding on delayed onset muscle soreness." *Journal of Alternative and Complementary Medicine* 2010: 16(3): 265–273.

Chevalier G, Mori K, Oschman, JL. "The effect of earthing (grounding) on human physiology." *European Biology and Bioelectromagnetics* Jan 31, 2006; 600–621.

Chevalier G, and Mori K. "The effect of earthing on human physiology (part II): electrodermal measurements." *Subtle Energy and Energy Medicine* 2007: 18(3): 11–34.

Chevalier G. "Changes in pulse rate, respiratory rate, blood oxygenation, perfusion index, skin conductance and their variability induced during and after grounding human subjects for forty minutes." *Journal of Alternative and Complementary Medicine* 2010: 16(1): 81–87.

Feynman R, Leighton RB, and Sands M. *The Feynman Lectures on Physics* (vol II). Reading, MA: Addison-Wesley Publishing, 1964: Chapter 9.

Jamiesona KS, ApSimona HM, Jamiesona SS, et al. "The effects of electric fields on charged molecules and particles in individual microenvironments." *Atmospheric Environment* 2007; 41: 5224–5235.

Ober AC. "Grounding the human body to neutralize bio-electrical stress from static electricity and EMFs." *ESD Journal* 2004; www.esdjournal.com/articles/cober /ground.htm.

Ober AC, and Coghill RW. "Does grounding the human body to earth reduce chronic inflammation and related chronic pain?" 歐洲生物電磁學協會年會 November 12, 2003, Budapest, Hungary.

Oschman JL. "Can electrons act as antioxidants? a review and commentary." *Journal of Alternative and Complementary Medicine* 2007; 13(9): 955–967.

Oschman JL. "Assume a spherical cow: the role of free or mobile electrons in bodywork, energetic and movement therapies." *Journal of Bodywork and Movement Therapies* 2008; 12: 40–57.

Oschman JL, and Kessler WD. "Energy medicine and anti-aging: from fundamentals to new breakthroughs." *Anti-Aging Medical News* Winter 2008: 166–171.

Sokal K, and Sokal P. "Earthing the human body influences physiologic processes." *Journal of Alternative and Complementary Medicine* 2011; 17(4): 301–308.

Sokal K, and Sokal P. "Earthing the human organism influences bioelectrical processes." *Journal of Alternative and Complementary Medicine* 2012; 18(3): 229–234.

Sokal P, and Sokal K. "The neuromodulative role of Earthing." Medical Hypotheses 2011; 77(5): 824–826.

第 9 章

Yang J. "No shoes? No problem." July 15, 2009; http:// www.theglobeandmail.com/ life/health/no-shoes-no-problem/article1219575.

第 11 章

Chevalier G, and Sinatra ST. "Emotional stress, heart rate variability, grounding, and improved autonomic tone: clinical applications." *Integrative Medicine: A Clinician's Journal* 2011; 10(3): 16–21.

Chevalier G, Sinatra ST, Oschman JL, et al. "Earthing (grounding) the human body reduces blood viscosity: a major factor in cardiovascular disease. *Journal of Alternative and Complementary Medicine* 2013; 19(2): 102–110.

Fontes A, Fernandes HP, et al. "Measuring electrical and mechanical properties of red blood cells with double optical tweezers." *Journal of Biomedical Optics* 2008; 13(1): 014001.

"Global high blood pressure situation growing dire, but doesn't have to be, new health report says." *Medical News Today,* May 18, 2007; www.medicalnewstoday.com/ articles/71331.php.

Shaper AG. "Cardiovascular disease in the tropics." *British Medical Journal* 1972; 4(5831): 32–35.

第 14 章

Sokal P, Jastrzebski Z, Jaskulska E, et al. "Differences in blood urea and creatinine concentrations in earthed and unearthed subjects during cycling exercise and recovery." *Evidence-Based Complementary and Alternative Medicine* 2013; www.hindawi .com/journals/ecam/2013/382643.

第 15 章

Puotinen CJ. "Earth energy." *Whole Dog Journal* Jan. 2008: 17–21.

第 16 章

Beasley JD and Swift J. "The Kellogg Report: the impact of nutrition, environment & lifestyle on the health of Americans." Annandale-on-Hudson, NY: Bard College Center, Institute of Health Policy and Practice, 1989.

Council of State Governments. "Costs of chronic diseases: what are states facing?" *Trends Alert* 2006.

Murray C, et al (U.S. Burden of Disease Collaborators). "The state of U.S. health, 1990–2010; burden of diseases, injuries, and risk factors." *Journal of American Medical Association* 2013; 310(6): 591–608.

聯合國經濟社會事務處人口署 "World population ageing: 1950–2050"; www.un.org/esa/population/publications/world ageing19502050.

世界衛生組織 "Ageing and life course: 2013 report on care and independence in older age"; www.who.int/ageing/en.

附錄 1

飛航氣象學 "Atmospheric electricity"; www.auf.asn.au/meteorology/ section11.html.

Sokal K, and Sokal P. "Earthing the human organism influences bioelectrical processes." *Journal of Alternative and Complementary Medicine* 2012; 18(3): 229–234.

附錄 3

Just A. *Return to Nature! The True Natural Method of Healing and Living and the True Salvation of the Soul.* 由Benedict Lust譯自德文。New York: Volunteer Press, 1903.

White GS. *Cosmo-Electro Culture for Land and Man.* Los Angeles: self-published, 1940.

White GS. *The Finer Forces of Nature in Diagnosis and Therapy.* 1903 年初版；1981 年由 Albuquerque（NM: Sun Books）再版。

自我監控與身體變化紀錄

最後再重申一次：如果你正在服藥治療任何重大疾病，請先和你的醫師討論是否可以接地。如果你決定嘗試接地，建議你先從較短的時間開始，可以先到公園或家裡後院光腳散步半小時或一小時試試。然後，慢慢增加接地時間，並留心自己的狀況及身體變化。接地後，隨著症狀改善，要特別注意是否會有用藥過度的可能，也要讓你的醫生把握所有狀況。

爲了評估接地改善症狀的程度，請在下表左欄列出平常困擾你的毛病，分別記下症狀的嚴重程度。比如說，如果你的症狀是疼痛，請用 1 至 10 的量尺來表示疼痛程度。然後分別在接地一週、一個月後再次重新評估。你也可以用同樣的方法記錄任何重要的檢驗數值。

自我觀察紀錄

症狀	接地前狀況	接地一週後狀況	接地一月後狀況

自我觀察紀錄

症狀	接地前狀況	接地一週後狀況	接地一月後狀況

接地氣
連結大地無窮的治療能量，恢復人體電平衡，擺脫慢性發炎，找回不生病的生活
Earthing: The Most Important Health Discovery Ever!

作　　者　克林特·歐伯 Clinton Ober
　　　　　史帝夫·辛納屈 Stephen T. Sinatra
　　　　　馬丁·祖克 Martin Zucker
譯　　者　王亦穹
選　　書　周本驥
封面設計　比比司
特約主編　莊雪珠
內頁排版　歐陽碧智、高巧怡
校　　對　魏秋綢、莊雪珠、石曉蓉
行銷企劃　蕭浩仰、江紫涓
行銷統籌　駱漢琦
業務發行　邱紹溢
營運顧問　郭其彬
責任編輯　溫芳蘭
副總編輯　劉文琪
出　　版　地平線文化／漫遊者文化事業股份有限公司
地　　址　台北市103大同區重慶北路二段88號2樓之6
電　　話　(02) 2715-2022
傳　　真　(02) 2715-2021
服務信箱　service@azothbooks.com
網路書店　www.azothbooks.com
臉　　書　www.facebook.com/azothbooks.read
發　　行　大雁出版基地
地　　址　新北市231新店區北新路三段207-3號5樓
電　　話　(02) 8913-1005
訂單傳真　(02) 8913-1056
二版1刷　2023年8月
二版2刷(1)　2024年7月
定　　價　台幣420元
ISBN　978-626-97423-6-3

國家圖書館出版品預行編目 (CIP) 資料

接地氣：連結大地無窮的治療能量，恢復人體電平衡，擺脫慢性發炎，找回不生病的生活/ 克林特. 歐伯(Clinton Ober)，史帝夫. 辛納屈(Stephen T. Sinatra)，馬丁. 祖克(Martin Zucker) 著；王亦穹譯. -- 二版. -- 臺北市：地平線文化，漫遊者文化事業股份有限公司出版：大雁文化事業股份有限公司發行，2023.08
面；　公分
譯自：Earthing : the most important health discovery ever?
ISBN 978-626-97423-6-3(平裝)
1.CST: 自然療法 2.CST: 電磁療法
418.96　　112012191